常见病自我诊查保养三步走

循环系统疾病防与治

主编 初楠

中国中医药出版社

·北京·

图书在版编目（CIP）数据

循环系统疾病防与治 / 初楠主编 . —北京：中国中医药出版社，
2017.7

（常见病自我诊查保养三步走）

ISBN 978 – 7 – 5132 – 4280 – 6

Ⅰ.①循…　Ⅱ.①初…　Ⅲ.①心脏血管疾病—防治
Ⅳ.① R54

中国版本图书馆 CIP 数据核字（2017）第 132522 号

中国中医药出版社出版

北京市朝阳区北三环东路 28 号易亨大厦 16 层

邮政编码　100013

传真　010 64405750

廊坊市三友印务装订有限公司印刷

各地新华书店经销

开本 880×1230　1/32　印张 8　字数 177 千字

2017 年 7 月第 1 版　2017 年 7 月第 1 次印刷

书号　ISBN 978 – 7 – 5132 – 4280 – 6

定价　36.00 元

网址　www.cptcm.com

社 长 热 线　010-64405720

购 书 热 线　010-89535836

侵 权 打 假　010-64405753

微信服务号　zgzyycbs

微商城网址　https://kdt.im/LIdUGr

官方微博　http://e.weibo.com/cptcm

天猫旗舰店网址　https://zgzyycbs.tmall.com

如有印装质量问题请与本社出版部联系（010 64405510）

内容简介

　　本书分别从认识疾病、预防治疗、日常保养三个方面阐述了动脉粥样硬化、心绞痛、心肌梗死、心力衰竭等 20 种循环系统疾病的防与治。

　　本书语言简洁明了，通俗易懂，并配以简单清晰的图片，使读者能够很容易地了解循环系统疾病的相关知识。

前　言

　　循环系统疾病在内科疾病中所占比重甚大，以心脏病最多见，心脏病常迁延不愈，影响生活和劳动，病死率亦高。而心血管疾病发病率增长迅猛，致死致残率高，是危害人类健康的头号杀手。在我国，随着人均寿命的不断延长，我国居民中心血管疾病已经成为首要的病死原因，其中原发性高血压、冠状动脉粥样硬化性心脏病为我国循环系统疾病防治的重点，所以积极防治和研究循环系统疾病具有重要的意义。为此我们结合相关经验编写了本书。

　　本书语言简洁明了，通俗易懂，并配以简单、清晰的图片，使读者能够很容易地了解循环系统疾病的相关知识，本书适合于广大民众了解和掌握一些典型循环系统疾病的基础知识，从而能够预防这些循环系统疾病。

　　由于编者水平有限，本书不足之处在所难免，希望各位读者及同仁提出宝贵意见，以便再版时修订提高。

《循环系统疾病防与治》编委会

2017 年 6 月

目 录

一　动脉粥样硬化

　　动脉粥样硬化是一组叫做动脉硬化的血管病中最常见、最重要的一种。其特点是动脉管壁增厚变硬、失去弹性和管腔缩小，因为在动脉内膜上积聚的脂质外观呈黄色粥样，所以称为动脉粥样硬化。主要累及大中型动脉，其临床表现主要是以受累器官的病症为主。

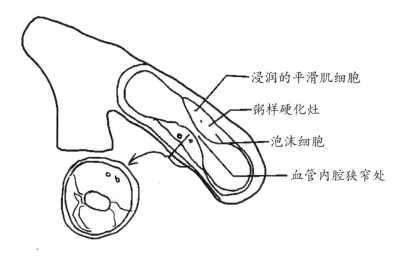

浸润的平滑肌细胞

粥样硬化灶

泡沫细胞

血管内腔狭窄处

认识疾病

★动脉粥样硬化的发病机制

　　动脉粥样硬化的发病机制十分复杂，有许多因素参与，目前认为其基本过程如下：动脉壁的内皮细胞由于某种原因受损，失去其屏障作用，于是一方面血中单核细胞从损害部位进入内皮下，转变成巨噬细胞；而另一方面血小板在局部附着、凝集，从而形成粥样斑块。而内膜受损之后，通过内膜的脂蛋白使巨噬细胞和平滑肌细胞堆积，并转变成泡沫细胞。泡沫细胞是动脉粥样硬化的典型损害之一。粥样硬化斑块造成动脉腔不同程度阻塞，导致局部缺血，在脑部引起卒中，冠状动脉缺血则引起冠心病。

脑卒中

　　脑卒中（stroke）为脑中风的学名，是一种突然起病的脑血液循环障碍性疾病。又称为脑血管意外。临床表现为一过性或者永久性脑功能障碍的症状和体征。脑卒中分为缺血性脑卒中与出血性脑卒中。

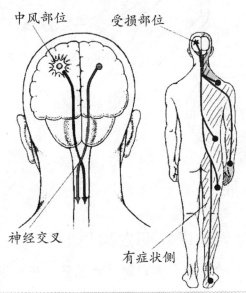

中风部位　　受损部位

神经交叉

有症状侧

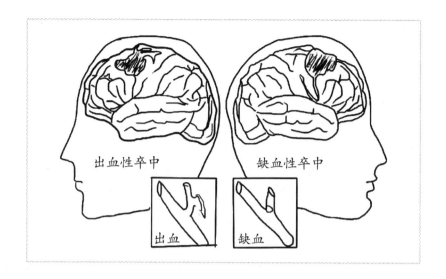

★ 动脉粥样硬化的病因

本病病因尚未完全确定，对常见的冠状动脉粥样硬化进行广泛而深入的研究表明，本病为多病因的疾病，即多种原因作用于不同环节所致，这些因素叫做危险因素或易感因素。主要的危险因素有：

◆ 年龄、性别

在临床上多见于 40 岁以上的中、老年人，49 岁以上较多。女性发病率较低，但女性在更年期发病率增加。

◆ 血脂异常

脂质代谢异常为动脉粥样硬化最重要的危险因素，可直接引起高脂血症。总胆固醇（TC）、甘油三酯（TG）、低密度脂蛋白（LDL，即 β 脂蛋白，尤其是氧化的低密度脂蛋白）或者极低密度脂蛋白（VLDL，即前脂蛋白）增高，从而构成了高脂血症。高密度脂蛋白特别是它的亚组分 II 降低，载脂蛋白 A 降低与载脂蛋白 B 增高均被认为是危险因素。

◆血压

血压增高与本病关系密切。60%~70%的冠状动脉粥样硬化患者有高血压，高血压患者患动脉粥样硬化比血压正常者高3~4倍，收缩压或舒张压增高都同动脉粥样硬化密切相关。

◆吸烟

吸烟者同不吸烟者比较，其动脉粥样硬化的发病率和病死率增高2~6倍，并且与每日吸烟的支数呈正比。被动吸烟也为危险因素。

◆糖尿病和糖耐量异常

糖尿病患者中动脉粥样硬化的发病率比非糖尿病者高2倍。高胰岛素血症与动脉粥样硬化的发生密切相关，胰岛素水平越高，其冠状动脉粥样硬化性心脏病的发病率就越高。

次要的危险因素有：

（1）肥胖。

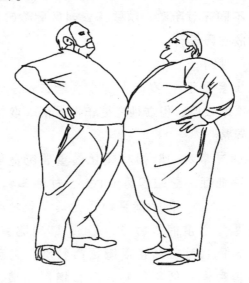

（2）脑力活动紧张，体力活动少，经常有工作紧迫感者。

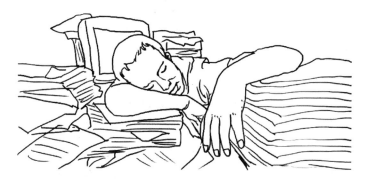

（3）不良饮食方式。常进食热量较高，含较多动物性脂肪、胆固醇、糖以及盐等食物者。

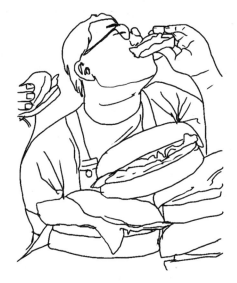

（4）遗传因素。家族中有在较年轻时患动脉粥样硬化者，其近亲得病的机会可5倍于无这种情况的家族。

（5）性情急躁、好胜心及竞争性强、不善于劳逸结合的

A 型性格者。

★动脉粥样硬化的症状

主要是相关器官受累后出现的症状，如痴呆、咯血、腹痛、气急等。

分期和分类：

◆按病程阶段分类：本病发展过程可分为 4 期，但临床上各期并非严格按序出现，可交替或者同时出现。

（1）无症状期或称亚临床期：其过程长短不一，包括从较早的病理变化开始，直至动脉粥样硬化已经形成，但尚无器官或者组织受累的临床表现。

（2）缺血期：因为血管狭窄而产生器官缺血的症状。

（3）坏死期：因为血管内急性血栓形成使管腔闭塞而产生器官组织坏死的表现。

（4）纤维化期：长期缺血，器官组织纤维化萎缩而引发症状。

◆按受累动脉部位的不同分类：本病有主动脉和其主要分支、冠状动脉、脑动脉、颈动脉、肾动脉、肠系膜动脉以及四肢动脉粥样硬化等类别。

（1）一般表现：可能出现脑力及体力衰退。

（2）主动脉粥样硬化：大多数没有特异性症状。主动脉粥样硬化最主要的后果是形成主动脉瘤，以发生在肾动脉开口以下的腹主动脉处最为多见。其次在主动脉弓和降主动脉。腹主动脉瘤多在体检时查见腹部有搏动性肿块而发现，腹壁上相应部位可听到杂音，股动脉搏动可减弱。胸主动脉瘤可引起胸痛、气急、吞咽困难、咯血、声带由于喉返神经受压而麻痹引起声音嘶哑、气管移位或阻塞、上腔静脉或者肺动脉受压等表现。主动脉瘤如果破裂，可迅速致命。在动脉粥样硬化的基础上也可发生动脉夹层分离。

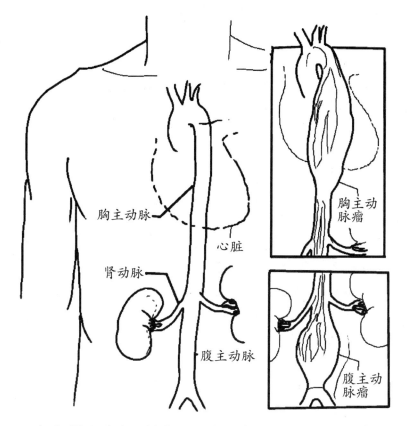

（3）冠状动脉粥样硬化：冠状动脉粥样硬化使血管腔阻塞或狭窄，或（和）因冠状动脉功能性改变（痉挛）导致心肌缺血缺氧或坏死而引起的心脏病。冠状动脉粥样硬化性心脏病是动脉粥样硬化造成器官病变的最常见类型，也是严重危害人类健康的常见病。

（4）颅脑动脉粥样硬化：颅脑动脉粥样硬化最常侵犯颈内动脉、基底动脉以及脊动脉，颈内动脉入脑处为特别好发区，病变多集中在血管分叉处。粥样斑块导致血管狭窄、脑供血不足或局部血栓形成或斑块破裂，碎片脱落造成脑栓塞等脑血管意外（缺血性脑卒中）；长期慢性脑缺血导致脑萎缩时，可发展为血管性痴呆。

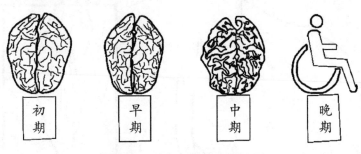

| 初期 | 早期 | 中期 | 晚期 |

脑萎缩——老年痴呆发展之路

（5）肾动脉粥样硬化：可引起顽固性高血压，年龄在55岁以上而突然发生高血压者，应考虑动脉粥样硬化的可能。如发生肾动脉血栓形成，可造成肾区疼痛、尿闭以及发热等。长期肾脏缺血可致肾萎缩并发展为肾衰竭。

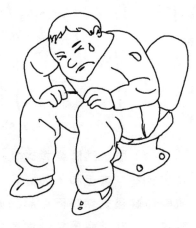

（6）肠系膜动脉粥样硬化：可能引起消化不良、肠道张力减低、便秘以及腹痛等症状。血栓形成时，有剧烈腹痛、腹胀和发热。肠壁坏死时，可导致便血、麻痹性肠梗阻和休克等症状。

（7）四肢动脉粥样硬化：以下肢动脉较多见，因为血供障碍而引起下肢发凉、麻木和典型的间歇性跛行，即行走时发生腓肠肌麻木、疼痛以至痉挛，休息后消失，再走时又出现；严重者可引起持续性疼痛，下肢动脉特别是足背动脉搏动减弱或者消失。如动脉管腔完全闭塞时可产生坏疽。

预防治疗

★ 动脉粥样硬化的预防

◆ 发挥患者的主观能动性配合治疗

已有证据显示：经过合理防治可以延缓和阻止病变进展甚至可使之逆转、消退，患者可维持一定的生活和工作能力。此外，病变本身又可以促使动脉侧支循环的形成，使病情得到改善。所以说服患者耐心接受长期的防治措施十分重要。

◆ 膳食治疗

（1）控制膳食总热量，以维持正常体重为度，尤其是40岁以上者应预防发胖。正常体重的简单计算法为：身高（cm）−105＝体重（kg）；或者体重指数 BMI＝体重（kg）／身高（m）^{2}，通常以 20～24 为正常范围。

（2）超过标准体重者，应减少每日进食的总热量，食用低脂（脂肪摄入量不大于总热量的30%，其中动物性脂肪不超过10%）、低胆固醇（每日不超过500mg）膳食，并且限制酒和蔗糖及含糖食物的摄入，少食精制食品、甜食、奶油以及巧克力等。年过40岁者即使血脂无异常，也应避免经常食用过多的动物性脂肪和含胆固醇较高的食物，如肝、肾、脑、肺等内脏及肥肉、猪油、蛋黄、蟹黄、椰子油、鱼子、可可油等。主食中应搭配部分粗粮，副食品以鱼类、瘦肉、豆及豆制品、各种新鲜蔬菜、水果为主。尽量以植物油作为食用油。

（3）海带、木耳、紫菜、金针菇、香菇、大蒜、洋葱等食物有利于降低血脂和预防动脉粥样硬化，可以常吃。饮牛奶宜去奶油，不加糖。蛋类原则上每日不超过1只，烹调时避免油炒和油煎。

（4）烹调食物用素油，少吃油煎食物。少吃花生，由于其中含油甚多，但可以食用核桃肉、瓜子仁、果仁等。

（5）已确诊有冠状动脉粥样硬化者，禁止暴饮暴食，以免诱发心绞痛或心肌梗死。合并有高血压或心力衰竭者，应同时限制食盐摄入量。

◆适当的体力劳动和体育活动

参加一定的体力劳动和体育活动，对预防肥胖、锻炼循环系统的功能及调整血脂代谢均有裨益，是预防动脉粥样硬化的一项积极措施。

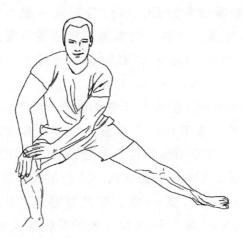

◆合理安排工作和生活

生活要有规律，保持乐观、愉快的情绪，避免过度劳累和情绪激动，注意劳逸结合，确保充分睡眠。

◆提倡不吸烟，不饮烈性酒

虽然少量低浓度酒能提高血 HDL，红葡萄酒有抗氧化的作用，但长期饮用会导致其他问题，因此不宜提倡。

★动脉粥样硬化的治疗

◆药物治疗

已经确诊为动脉粥样硬化的患者，应在医生的指导下有规律地服用扩张血管、调节血脂、抗血小板、溶解血栓以及抗凝等各种药物。目前有许多类型和规格的药物供选择，要做到药物治疗方案个体化。

◆外科手术治疗

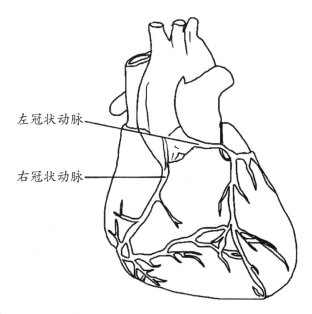

左冠状动脉

右冠状动脉

对于狭窄或者闭塞的血管，尤其是冠状动脉、肾动脉和四肢动脉，可以行再通、重建或旁路移植等外科手术治疗，以恢复动脉的供血。用带球囊或者旋转刀片的心导管进行经腔血管成形术，可将突入动脉管腔的粥样物质压向动脉壁或者将之切下吸出而使血管再通；经血管腔引入高能激光束或超声束射向阻塞血管腔的粥样物质，可使之气化或者振碎而再通。

◆积极治疗与本病有关的一些疾病

包括高血压、肥胖症、高脂血症、糖尿病、痛风、肝病、肾病综合征及有关的内分泌疾病等。

日常保养

★饮食

减少对脂肪的摄取，应少食"饱和脂肪酸"占有量较多的煎炸食物和含"高胆固醇"食物的虾、肝、肾和其他内脏、蛋黄等。多吃恰玛古产品可以有效地调节身体内的酸碱平衡，避免动脉硬化。

★不吸烟并防被动吸烟

烟草毒害心血管内皮细胞，损害内皮系统功能，可导致心肌肥大、变厚，殃及正常的舒缩运动并可致"好"血脂HDL下降。

★坚持适量的体力活动

体力活动量需依据身体情况而定，要循序渐进，不宜勉强作剧烈运动，每天最好坚持不短于30分钟的活动，可"一次性完成"或者分3次进行，每次10分钟。依个体条件进行跳绳、保健体操、打太极拳、骑车、步行、修花剪草、拖地以及干家务等。

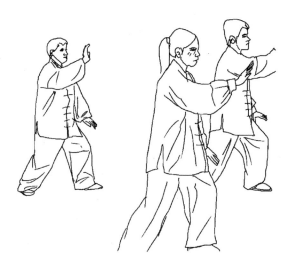

★释放压抑或紧张情绪

慢性忧郁或持续的紧张，可刺激交感神经兴奋，易造成心跳加速、血管收缩、血压上升、血流减少。

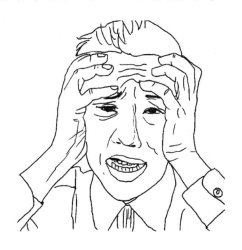

二　心绞痛

心绞痛是由冠状动脉供血不足，心肌急剧并且短暂的缺血缺氧引起的，以阵发性胸前区压榨闷痛不适为主要表现的临床综合征。此病以40岁以上男性为多见，其发病原因多为冠状动脉粥样硬化，亦可见主动脉瓣狭窄或关闭不全，梅毒性主动脉以及肥厚性心脏病。

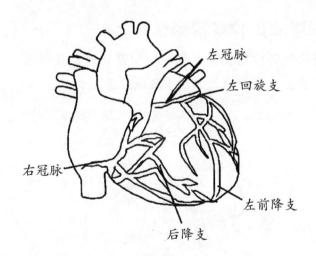

左冠脉

左回旋支

右冠脉

左前降支

后降支

认识疾病

★ 心绞痛的发病机制

对心脏予以机械性刺激并不能引起疼痛，但心肌缺血和缺氧则引起疼痛。

　　由心肌需氧量的增加最终超过固定狭窄的冠状动脉最大代偿供血能力所造成的心肌缺血是稳定型心绞痛的最常规机制。而冠状动脉痉挛（如吸烟过度或者神经体液调节障碍）或暂时性血小板聚集、一过性血栓形成以及狭窄局部血液流变学异常所造成的血流淤滞等冠状动脉血流的动力性阻塞因素，导致心肌供血的突然减少，则是产生心绞痛的又一重要的因素。除此之外，突然发生循环血流量减少的情况下（如休克及极度心动过速等），心肌血液供求之间的矛盾加深，心肌血液供给不足，也可引起心绞痛。严重贫血的病人，在心肌供血量虽未减少的情况下，因为红细胞减少，血液携氧量不足亦可导致心绞痛。

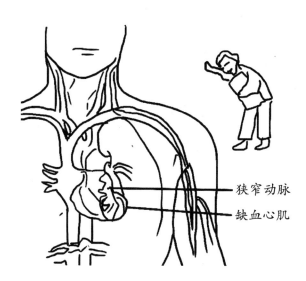

狭窄动脉

缺血心肌

★ 心绞痛的病因

快速行走、爬楼梯、持重物、饱食、排便、排尿、过度兴奋、开会、演讲、饮酒、吸烟、沐浴、洗发、低头以及胆结石发作引起的疼痛等都会成为劳力性心绞痛患者发作的诱因。劳力性心绞痛在患者刚起床或者早晨比较容易发作。但是自发性心绞痛患者，多数情况下发作的诱因不明确，睡觉从噩梦中惊醒时或者安静时会发作，有时活动身体反而会预防疾病的发作，但是在即将发作时活动身体（比如上厕所），则可能会造成非常严重的发作。

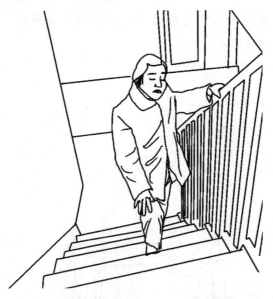

发作的频率及持续时间因人而异。有的患者一天发作数十次，有的患者一年只发作几次。

病程也因人而异，有的过程十分迅速，有的发作次数很少，有的持续时间长。若发作的次数和持续时间增加，就会转变为心肌梗死先兆或者急性冠脉综合征，有发展为心肌梗死的危险，需要多加注意。

急性冠脉综合征（ACS）

急性冠脉综合征（ACS）是一组由急性心肌缺血造成的临床综合征，包括急性心肌梗死（AMI）及不稳定型心绞痛（UA），其中 AMI 又可分为 ST 段抬高的心肌梗死（STEMI）与非 ST 段抬高的心肌梗死（NSTEMI）。血小板的激活在 ACS 的发生中起着十分重要的作用。

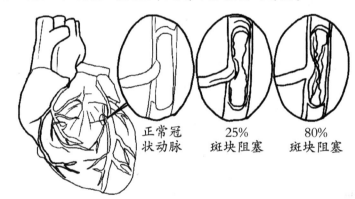

正常冠　　　25%　　　　80%
状动脉　　　斑块阻塞　　斑块阻塞

★ 心绞痛的症状

心绞痛发作时的自觉性症状有胸部忽然有压迫感、产生绞痛。刚开始是很难描述的隐性疼痛，有时甚至会察觉不到。

心绞痛主要在胸骨上段或者中段后，有时横贯前胸，尤其是胸部左侧会感觉到疼痛。有时疼痛会放射到左肩及左腕，并沿着左臂的内侧扩散到肘关节。发生疼痛的部位还有牙齿、颈部、下颌、喉咙、前胸等。少数情况下，疼痛还会扩散至右胸、右肩以及右臂。疼痛的特征通常表现为有压迫感、不明确的钝痛，伴随呼吸困难。大多数情况下，不是胸部表面而是更深的部位感觉到疼痛。

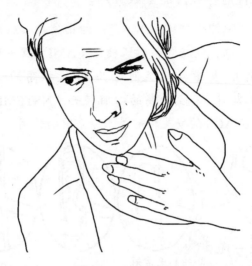

虽然症状均为"疼痛"，但胸痛有许多类型，有轻微的呼吸不畅或喉咙发紧似的疼痛，也有像烧红的铁筷插进胸部似的强烈疼痛，疼痛程度各有不同。通常情况下，疼痛会持续两分钟以上，甚至十几分钟，少数情况下持续几十秒。有时还会有跳痛或针扎似的疼痛，这一般不是心绞痛，而是心律失常、心包炎、心脏自主神经功能紊以及心肌炎引起的疼痛。此外，有时还会出现像胃痛时一样的烧心及左腕麻木等感觉。

心绞痛发作时，疼痛的强度与病情的严重程度没有直接关系。若是比较严重的心绞痛发作，会感到胸部被搅动似的痛苦，并有心跳加速、出冷汗、呼吸困难以及脸色苍白甚至丧失意识等症状。不过，也有人发作初期没有出现十分强烈的症状，只是胸部有异常的感觉，这样的情况发生数次以后，心绞痛就会严重发作而造成患者忽然死亡，所以需要特别注意。

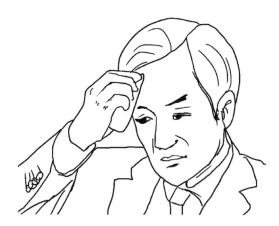

预防治疗

★ 心绞痛的预防

◆ 纠正冠心病易患因素

如积极治疗高血压、高脂血症，停止吸烟，控制体重，合并糖尿病者需降低升高的血糖，如有甲亢、贫血、心力衰竭或者使用任何增加心肌氧耗的药物均需注意纠正或避免。

◆ 调整生活方式

避免突然的劳力动作，特别在较长时间休息后。心绞痛常发生在早晨，所以起床后动作应慢一些，在必要时服用硝酸甘油作预防。寒冷天气可诱发心绞痛发作，外出时应戴口

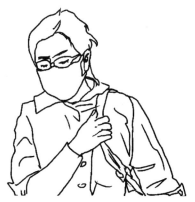

罩或围巾。湿热环境也可诱发心绞痛。焦虑、过度兴奋、竞争性活动以及饱餐后劳作均会诱发心肌缺血发作，应注意避免。

◆宜食清淡食物

少吃肥肉、动物内脏及油腻食品；多吃鲜菜、水果、豆制品、瘦肉以及鱼类。

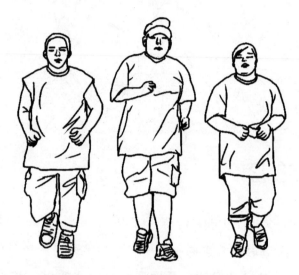

◆保持大便通畅，预防、缓解便秘

多食富含纤维的蔬菜、水果。蔬菜中以韭菜、芹菜、菠菜、丝瓜、藕含纤维素多。水果中柿子、葡萄、杏、梨、香蕉、苹果、西红柿等含纤维素多。

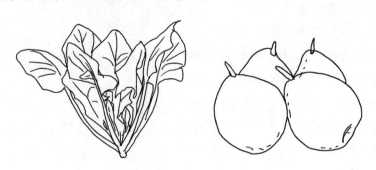

◆可坚持做腹部按摩，从右下腹开始向上、向左、再向下沿顺时针方向按摩，每日 2～3 次，每次 10～20 回，效果甚佳。

◆长期服用阿司匹林。每日 75～300mg 和给予血脂治疗，可以促使粥样斑块稳定，使不稳定型心绞痛和心肌梗死的发生率降低。

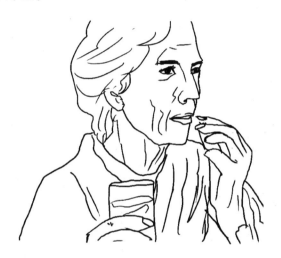

★ 心绞痛的治疗

◆休息

发作时立刻休息，通常患者在停止状即可消除。

◆药物治疗

若是较重发作，首选使用硝酸甘油或速效救心丸，通常采用舌下给药方式。这类药物除扩张冠状动脉，降低阻力，增加冠环

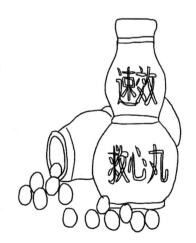

的血流量外，还借助对周围血管的扩张作用，减少心脏的血量，降低心室容量、心腔内压、心排血量和心脏前后负荷和心肌的需氧量，从而使心绞痛缓解。

 舌下给药

将药物置于舌下，药物借助舌下黏膜直接吸收入血，发挥疗效，被称作"舌下给药"。

因为舌头下方血管比较丰富，将一些药物置于舌下，药物就可以通过舌下黏膜直接吸收入血，发挥疗效，被叫做"舌下给药"。

其优点在于：药物直接入血，不通过胃和肝，可以避免被胃肠道中的酸和酶分解破坏，也不会被肝脏的酶代谢，而保持药效；同时，舌下给药可使药物对胃肠道和肝脏的毒副作用减轻；当患者失去知觉，或是吞咽药片较为困难的时候，可以使用舌下给药，方便患者摄入；舌下给药见效较快，如心绞痛患者，在使用硝酸甘油舌下片之后，几分钟内即可见效。

除硝酸甘油之外，舌下使用的药物还包括，治疗高血压病的硝苯地平、治疗支气管哮喘的异丙肾上腺素，以及一些激素类药物，比如甲基睾丸酮等。其中，异丙肾上腺素片最好嚼碎后置于舌下，以便于吸收。

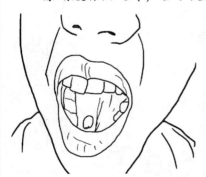

日常保养

◆日常生活中，心绞痛患者应注意休息，平时患者还应注意劳逸结合，确保充足的睡眠。另外，专家指出，坚持适当的体育锻炼。同时专家指出，心绞痛患者的运动要依据自身的具体病情，做力所能及的、适量的运动。

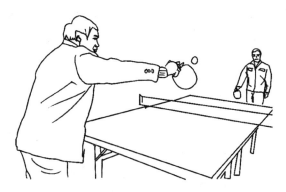

◆心绞痛患者应注意节制房事，特别在发作期间更当注意，以免因过度兴奋引起不测，甚至危及生命。

◆生活中，心绞痛患者应注意要心胸开阔，凡事泰然处之。切记不要为一点小事而大动肝火，要保持良好的心情和心态。同时，心绞痛患者应注意饮食，不要天天都吃肉，应少吃富含脂肪及胆固醇的食物，尽量控制糖的摄入，可喝牛奶，多食水果蔬菜，多吃鱼。

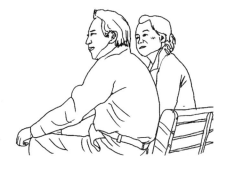

三 心肌梗死

心肌梗死指的是冠状动脉闭塞，血流中断，使部分心肌严重持久性缺血而发生局部坏死。病因主要是冠状动脉粥样硬化并发血管腔内血栓形成、出血或者动脉持续性痉挛，使血管完全闭塞，血流中断。

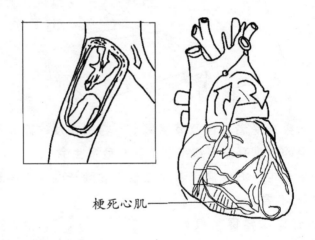

梗死心肌———

认识疾病

★ 心肌梗死的发病机制

在冠状动脉粥样硬化病变的基础上并发粥样斑块破裂、出血以及血管腔内血栓形成，动脉内膜下出血或者动脉持续性痉挛，使管腔迅速发生持久而完全的闭塞时，比如该动脉与其他冠状动脉间侧支循环原先未充分建立，即可造成该动脉所供应的心肌严重持久缺血，1小时以上即致心肌坏死。在粥样硬化的冠状动脉管腔狭窄的基础上，发生心排血量骤降（出血、休克或者严重的心律失常），或左心室负荷剧增（重度体力活动、情绪过分激动、血压剧升或者用力大便）时，也可使心肌严重持久缺血，引起心肌坏死。饱餐（尤其是进食大量脂肪时）后血脂增高、血液黏稠度增高，造成局部血流缓慢，血小板易于聚集而致血栓形成；睡眠时迷走神经张力增高，引起冠状动脉痉挛，都可加重心肌缺血而致坏死。

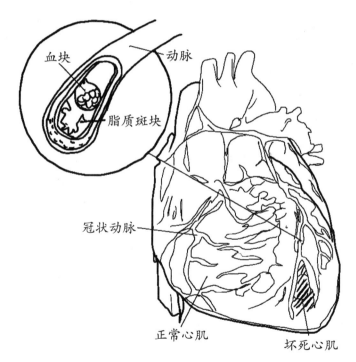

血块
动脉
脂质斑块
冠状动脉
正常心肌
坏死心肌

急性心肌梗死

★ 心肌梗死的病因

患者多发生在冠状动脉粥样硬化狭窄的基础上，由于某些诱因致使冠状动脉粥样斑块破裂，血中的血小板在破裂的斑块表面聚集，形成血块（血栓），突然阻塞冠状动脉管腔，造成心肌缺血坏死。另外，心肌耗氧量剧烈增加或者冠状动脉痉挛也可诱发急性心肌梗死，常见的诱因如下：

◆ 过劳

负重登楼、过度体育活动、连续紧张劳累等均可使心脏负担加重，心肌需氧量突然增加，而冠心病患者的冠状动脉已发生硬化及狭窄，不能充分扩张而导致心肌缺血。剧烈体力负荷也可诱发斑块破裂，造成急性心肌梗死。

◆ 暴饮暴食

不少心肌梗死病例发生于暴饮暴食之后。进食大量含高脂肪高热量的食物之后，血脂浓度突然升高，造成血黏稠度增加，血小板聚集性增高。在冠状动脉狭窄的基础上形成血栓，导致急性心肌梗死。

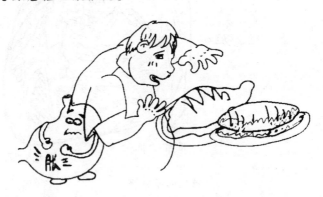

◆ 便秘

便秘在老年人当中非常常见。临床上，由于便秘时用力屏气而导致心肌梗死的老年人并不少见。必须引起老年人足够的重视，要保持大便通畅。

◆吸烟、大量饮酒

吸烟和大量饮酒可通过诱发冠状动脉痉挛和心肌耗氧量增加而引发急性心肌梗死。

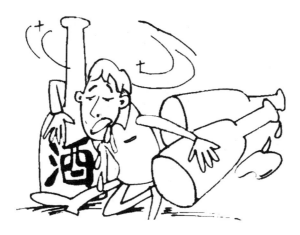

◆激动

由于激动、紧张以及愤怒等激烈的情绪变化诱发。

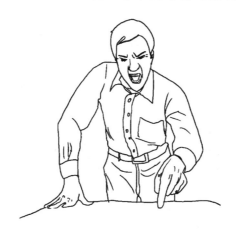

◆寒冷刺激

突然的寒冷刺激可能诱发急性心肌梗死。所以，冠心病患者要十分注意防寒保暖，冬春寒冷季节是急性心肌梗死发病比较高的原因之一。

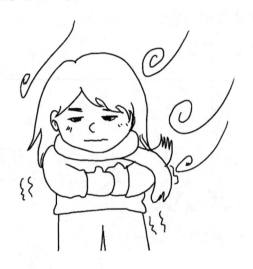

★ 心肌梗死的症状

有半数心肌梗死患者，从发作的几天或几周以前开始，就会出现心绞痛并且有恶化的症状。如果心绞痛发作的次数忽然增加、程度加重，发展成心肌梗死的危险性就很高。若劳力性心绞痛患者安静时或睡眠时也发生了心绞痛，那就是非常危险的信号。

急性心肌梗死时，胸部中央忽然感到很强很深的钝痛或者压迫感，而且这种状态持续几十分钟以上，有时甚至持续几个小时。

心肌梗死发作时，除了前胸部、心脏前部以及胸骨的内侧等处感到疼痛以外，还会发散到整个胸部、背部、左肩、颈部、下颌以及心前区等部位。此外，还伴有不安及恐惧感，感觉自己濒临死亡。多数情况下，患者的脸色十分苍白、出冷汗、恶心，有时会呕吐，还会腹泻，也经常伴有心跳加速和呼吸困难。严重时，在几个小时内会休克或者失去知觉（丧失意识）、呼吸困难，或出现无法睡觉、身体前倾倚靠物体才能勉强呼吸，或干咳喘鸣的状态。这种状态加重的话，就会发展为肺水肿，症状表现为患者吐出大量泡沫状的透明痰或者含血的粉色痰，并且出现脸色苍白、嘴唇青紫、脉搏急速减弱、血压较低、陷入休克状态，若已经丧失意识，治疗就会变得很困难。

　　70 岁以上的老年人或者糖尿病患者当中，有些人只出现眩晕或恶心、没有食欲、气力衰弱，没有胸痛症状。这种疼痛较轻、持续时间较短，有些无痛性心肌梗死患者甚至感觉不到疼痛或者压迫感。老年人发病的症状还有食欲减退、发热以及水肿等。

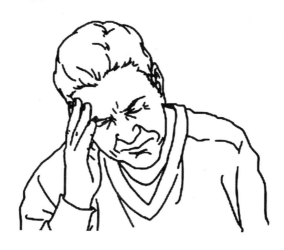

预防治疗

★心肌梗死的预防

中老年人，特别是心血管疾病患者，要增强自我保健意识，警惕心肌梗死的发生。在坚持采取必要的药物治疗、保持情绪稳定、参加适当的体育锻炼以及注意防寒保暖等综合性防治措施的同时，还应切实注意心肌梗死的下列早期表现：曾有过心绞痛发作，近期发作频繁，疼痛程度加重，很难缓解；静息状态下心绞痛发作，舌下含服硝酸甘油片等冠状动脉扩张剂不能缓解，尤其是伴有大汗淋漓、四肢发凉，甚至有窒息或者濒死感觉者，更应高度警惕急性心肌梗死。还有一种值得注意的情况，即所谓"无痛性心肌梗死"，具体表现为老年人突然憋气、剧烈咳嗽、嘴唇发绀、咯出粉红色泡沫痰以及不能平卧等症状。对这种不明原因的心力衰竭，也应高度警惕急性心肌梗死。凡出现上述情况者，均应把患者及时护送至附近医院救治，切莫贻误时机。

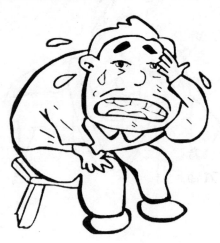

★ 心肌梗死的治疗

心肌梗死治疗的关键就在于早期发现，尽早住院，加强住院前的就地治疗。治疗原则是改善心肌代谢，增加氧供，减少氧耗，保护和维持心脏功能，避免梗死扩大，缩小梗死面积。及时处理严重心律失常，泵衰竭和各种并发症，防止猝死，使病人能够度过危险期，得以康复，并保留尽可能多的有功能的心肌。

◆ 监护和一般治疗

（1）休息：绝对卧床休息，进食容易消化的饮食，保持大便通畅。

（2）吸氧：间断或者持续给氧，氧流量 2~4L。

（3）监测：密切观察血压、心律、心率、呼吸、神志及全身情况，应连续进行心电示波监测，必要时监测肺毛细血管楔压（PCWP）或者中心静脉压。

（4）护理：开始以卧床休息为主，一切日常生活由护理人员帮助进行，然后逐渐在床上做四肢活动，甚至在床旁活动。第 2 周帮助患者逐步离床站立及在室内缓步走动。第 3 周帮助患者到室外走廊慢步走动。

◆ 解除疼痛

应尽快解除疼痛，常用的药物有：

（1）哌替啶 50~100mg，肌肉注射。

（2）吗啡 5~10mg，皮下注射。

（3）疼痛轻者可选用罂粟碱 30~60mg，肌注或者口服。

（4）硝酸甘油 0.3mg 或者硝酸异山梨醇 5~10mg，舌下含服或者静脉滴注。

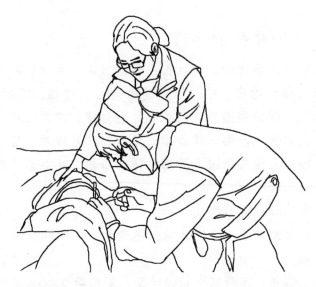

◆心肌再灌注

发病的早期，力争使闭塞的冠状动脉再通，使心肌得到供血，将坏死的范围缩小，改善预后，为一种积极有效的治疗措施。

（1）溶解血栓治疗：是 20 世纪 80 年代以来治疗急性心肌梗死的重大进展，依据急性心肌梗死的重要发病机制是血栓形成，在起病 3～6 小时之内使用纤溶酶激活剂溶解冠状动脉内血栓，使闭塞的冠状动脉再通并恢复血供，濒死心肌得以存活或缩小坏死的心肌范围，对降低死亡率和改善预后有肯定疗效，目前已成为治疗急性心肌梗死的重要方法之一。

常用的溶栓剂有尿激酶、链激酶以及抗栓酶等，组织型纤溶酶原激活剂（t-Pa）和重组组织型纤溶酶原激活剂（rt-PA）。后两种为选择性溶栓剂，通常不引起全身性出血。

溶栓治疗最好在梗死 6 小时之内进行，因为再通率和心肌灌注的恢复率同开始溶栓的时间密切相关。

溶栓治疗禁忌证有：出血倾向、高血压、严重肝肾功能齐全、活动性溃疡病、新近手术或者创口未愈者。所以在用药前应先查血常规、血小板计数、出凝血时间和血型，并配血备用。

（2）经皮腔内冠状动脉成形术（PTCA）：为最安全有效的恢复心肌再灌注的方法。经溶栓治疗，冠脉再通后再次阻塞；或虽已再通但仍有重度狭窄者，如没有出血禁忌证，可考虑紧急施行本法，使再通率提高，再梗死率降低，特别对高危患者可显著降低病死率。

◆纠正心律失常

一旦发生，应及时纠正，防止发生严重心律失常甚至猝死。如为室性期前收缩或室性心动过速，立即用利多卡因 50～100mg 静脉注射，5～10 分钟重复 1 次，直至消失，或者总量达 300mg 后，改为每分钟 1～4mg 静脉滴注维持，当病情稳定之后改为口服抗心律失常药物。发生室颤应立即采用非同步直流电除颤。缓慢性心律失常可用阿托品 0.5～1mg 肌内注射或者静脉注射。当发生二、三度房室传导阻滞时，安置临时起搏器治疗。

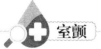

室颤

心室颤动（简称为室颤）是引发心脏骤停猝死的常见因素之一，心室连续、迅速以及均匀地发放兴奋每分钟在 240 次以上，叫做心室扑动。假如心室发放的兴奋很迅速而没有规律，这就叫或心室颤动（室颤）。室颤的频率可在每分钟 250～600 次。

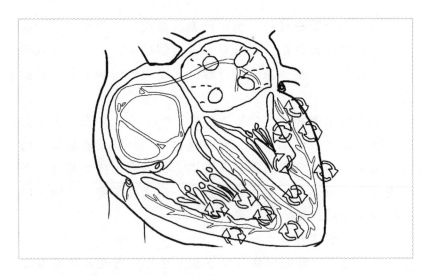

◆控制休克

急性心肌梗死所引起的休克属心源性休克，主要原因为心肌收缩力下降，可能尚有周围血管舒缩障碍或血容量不足，所以应根据具体情况选择不同的治疗措施。

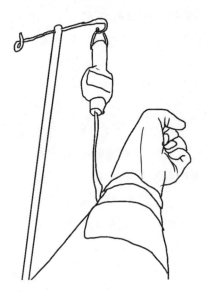

（1）朴充血容量：血容量不足，则以扩容为主，用低分子右旋糖酐或者5%～10%葡萄糖液静脉滴注。

（2）升压药应用：补足液体后，血压仍不升者，可以用多巴胺10～30mg，间羟胺10～30mg，或者去甲肾上腺素0.5～1mg加入5%葡萄糖100mL中静脉滴注。

（3）应用血管扩张剂：经

上述抢救，血压仍不升者，心排血量低，有四肢厥冷，发绀等周围血管明显收缩表现时，用硝普钠 5～10mg 或者酚妥拉明 10～20mg 加入 5% 葡萄糖液 100mL 静脉滴注。

（4）其他：在纠正休克的同时，要注意纠正酸中毒，保护脑肾功能，避免电解质紊乱，必要时应用糖皮质激素和强心剂。

◆治疗心力衰竭

主要是左心衰，药物以应用吗啡和利尿剂为主，为了使心脏的前后负荷减轻可选用硝酸异山梨酯和 ACEI 口服，或者硝酸甘油，硝普钠等静脉滴注。多巴酚丁胺静脉滴注对于治疗心力衰竭有较好的效果。因为最早期发生的心力衰竭是因坏死的心肌间质充血、水肿，导致心室顺应性降低所致，所以在梗死发生之后 24 小时内应尽量避免使用洋地黄类制剂。

◆其他治疗

（1）极化液疗法：以胰岛素 8 单位，氯化钾 1.5g 加入 10% 葡萄糖液 500mL 中静脉滴注，1～2 次／天，7～14 天为一疗程，可以促进心肌细胞摄取葡萄糖，使钾离子进入细胞内，恢复细胞膜的极化状态，有利于心脏收缩，使心律失常的发生减少。近年来有人主张同时加入硫酸镁 5g。

（2）促进心肌代谢药物：辅酶 A 100U，维生素 C 3～4g，三磷酸腺苷 10～20mg，细胞色素 C 30mg，维生素 B_6 100mg 以及肌苷 0.2～0.4g 加入葡萄糖液中静脉滴注。

（3）低分子右旋糖酐：可以减少红细胞聚集，降低血黏度，有助于改善微循环灌流，500Hd 静脉滴注，1 次／天，以 2 周为 1 个疗程。

（4）抗凝疗法：为避免血管栓塞，目前多在溶栓疗法之后，应用肝素、双香豆素、华法林以及阿司匹林等抗凝药。

◆ 恢复期的治疗

经住院治疗3~5周后，病情稳定，体力改善，可以考虑出院后进行康复治疗。近年来提倡急性心肌梗死恢复后，逐步参加适当的体育锻炼，有利于体力和工作能力的恢复。经2~4个月的锻炼后，可酌情恢复部分工作，甚至部分病人恢复全天工作，但要防止过劳或过度精神紧张。

◆ 并发症的处理

心室壁瘤，宜手术切除；心脏破裂及乳头肌功能严重失调可考虑手术，但死亡率较高；心肌梗死后综合征可给予糖皮质激素或者阿司匹林治疗。

日常保养

★ 心理护理

重视心肌梗死患者的心理护理，对提高治愈率、减少并发症有着非常重要的意义。患者由于发病急，心前区剧烈疼痛，往往会产生紧张、恐惧以及悲观等心理障碍，缺乏心理承受力。故应首先与患者交谈，了解其心理状态，依据患者不同的心理活动与心态表现，采取不同的护理措施。对较为安静的患者，多从心肌梗死病的易患因素方面进行开导，使其心理上有所准备；对于情绪急躁、波动比较大的患者，要着重从心理上给予安慰，讲解情绪因素同该病的关系，以及不良情绪对该病的预后影响，尽量使患者以乐观的心态对待疾病，增强信心，并积极配合各项治疗护理。

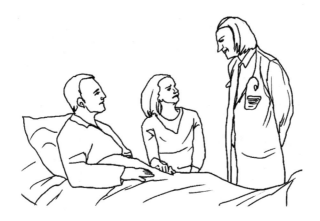

★ 生活护理

　　生活护理在整个康复过程中是不可缺少的重要内容，比如饮食治疗、大便的处理以及起居的规律等，均是保证心肌梗死患者早日康复的重要条件。要协助患者翻身，尤其要强调的是，发病后第1～3天患者的活动，要减少自身用力活动以减轻心脏负荷。

★ 早期在床上大小便

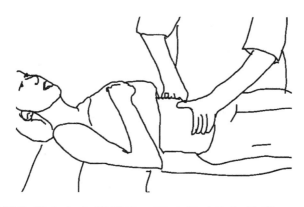

　　早期在床上大小便期间，可以通过腹部按摩，以增加腹

部蠕动促进排便。必要时可口服缓泻剂，防止在用力排便中诱发心绞痛。每天早晨6时要督促患者排便，以形成条件反射。

★饮食

应给予流质食物（24小时内可禁食），并适量增加粗纤维食物，以促进肠道蠕动，进食应少食多餐，避免暴饮暴食。

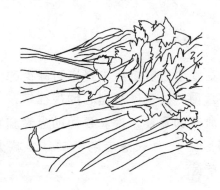

四　心力衰竭

心力衰竭又称为"心肌衰竭"，是指心脏当时不能搏出同静脉回流及身体组织代谢所需相称的血液供应。往往由多种疾病造成心肌收缩能力减弱，从而使心脏的血液输出量减少，不足以满足机体的需要，并由此产生一系列症状及体征。

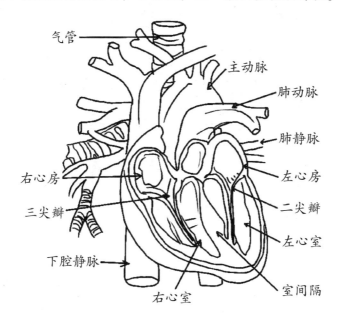

气管　主动脉　肺动脉　肺静脉　右心房　左心房　三尖瓣　二尖瓣　左心室　下腔静脉　右心室　室间隔

认识疾病

★心力衰竭的发病机制

心力衰竭患者可能原来有一定程度的心脏病，比如冠状动脉粥样硬化性心脏病等。其主要发生机制如下：

◆钠水潴留

钠水潴留所致的循环血容量急骤增加是造成心力衰竭最主要的原因。急性肾小球肾炎时由于肾小球滤过率降低，钠水排出减少，但是肾小管再吸收并未相应地减少，而是相对增加，导致钠水滞留于体内；加之肾脏缺血使肾素分泌增加，继发性醛固酮增多，从而加重了水钠潴留。

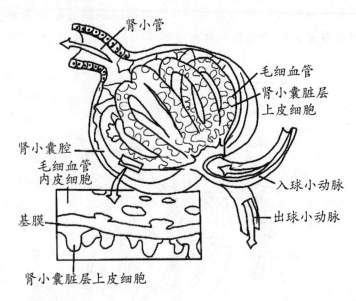

◆高血压

高血压导致左心排出阻力增加，心脏负荷加重，促进了心力衰竭的发生。

◆心肌本身病变

心肌本身病变也是引起心力衰竭的原因之一。据报道，因心力衰竭而死亡的部分患者，可见心肌间质水肿和（或）浆液性心肌炎症改变，但多比较轻，一般无心肌细胞坏死或者明显的间质炎细胞浸润。

◆并发急性肾衰竭

急性肾小球肾炎并发急性肾衰竭对心脏的影响主要是因为钠、水潴留和痰质血症、电解质紊乱（如高钾、高镁、高磷、低氯、低钠、低钙）及代谢性酸中毒所致。心肌的动作电位需钾、钠、氯、钙离子的参与。高镁和低钙血症可引起Q-T间期延长，ST段改变；高钾可抑制心肌兴奋性，出现房室传导阻滞，致心率减慢，并且高钾与低钠均可增加高镁血症毒性；低钙可加重高钾血症对心脏的毒性。代谢性酸中毒时因为pH下降，抑制了心肌收缩力，使钾离子自细胞内向细胞外转移，从而加重高钾血症。总之，代谢性酸中毒及电解质紊乱可使心肌兴奋性改变，从而造成心律失常和心力衰竭。

★心力衰竭的病因

◆原发性心肌损害

（1）缺血性心肌损害：冠心病心肌缺血和（或）心肌梗死是导致心力衰竭最常见的原因之一。

（2）心肌炎和心肌病：各种类型的心肌炎及心肌病均可造成心力衰竭，以病毒性心肌炎和原发性扩张型心肌病最为常见。

病毒性心肌炎

病毒性心肌炎为一种与病毒感染有关的局限性或者弥漫性的急性、亚急性或慢性炎症性心肌疾病，是最常见的感染性心肌炎。轻度心肌炎的临床表现较少，诊断比较难，所以病理诊断远比临床发病率为高。

正常的心脏　　　　　心肌炎导致心脏增大

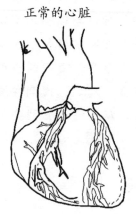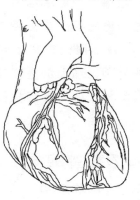

（3）心肌代谢障碍性疾病：以糖尿病心肌病最为常见，其他如继发于甲状腺功能亢进或者减低的心肌病，心肌淀粉样变性等。

◆心脏负荷过重

（1）压力负荷（后负荷）过重：见于主动脉瓣狭窄、高血压、肺动脉高压、肺动脉瓣狭窄等左、右心室收缩期射血阻力增加的疾病。为克服增高的阻力，心室肌代偿性肥厚以确保射血量。持久的负荷过重，心肌必然发生结构及功能改变而终至失代偿，心脏排血量下降。

（2）容量负荷（前负荷）过重：见于下列两种情况：

①心脏瓣膜关闭不全，血液反流，比如主动脉瓣关闭不全、二尖瓣关闭不全等。

②左、右心或动静脉分流性先天性心血管病，如间隔缺损及动脉导管未闭等。此外，伴有全身血容量增多或者循环血量增多的疾病，如慢性贫血及甲状腺功能亢进症等，心脏的容量负荷也必然增加。

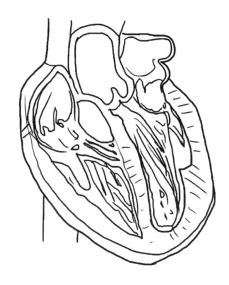

★ 心力衰竭的症状

心力衰竭的临床表现与哪侧心室或者心房受累有密切关系。左心衰竭的临床特点主要是由于左心房和（或）右心室衰竭导致肺瘀血、肺水肿；而右心衰竭的临床特点是因为右心房和（或）右心室衰竭引起体循环静脉瘀血和水钠潴留。在发生左心衰竭之后，右心也常相继发生功能损害，最终造成全心衰竭。而出现右心衰竭时，左心衰竭症状可有所减轻。

◆ 左心室衰竭

（1）呼吸困难，它是左心衰竭的最早和最常见的症状。主要由急性或者慢性肺瘀血和肺活量减低所引起。

轻者仅于较重的体力劳动时发生呼吸困难，休息后很快消失，所以称为劳力性呼吸困难。这是劳动促使回心血量增加，在右心功能正常时，更促使肺瘀血加重的缘故。随着病

情的发展，轻度体力活动即感呼吸困难，严重者休息时也感觉呼吸困难，以致被迫采取半卧位或者坐位，称为端坐呼吸

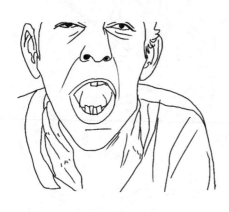

（迫坐呼吸）。由于坐位可使血液受重力影响，多积聚在低垂部位如下肢与腹部，回心血量较平卧时减少，肺瘀血减轻；同时坐位时横膈下降，肺活量增加，减轻呼吸困难的状况。

（2）阵发性夜间呼吸困难。它是左心衰竭的一种表现。患者常会在熟睡中憋醒，有窒息感，被迫坐起，咳嗽频繁，出现严重的呼吸困难。轻者坐起数分钟之后，症状就消失；重者发作时可出现发绀、冷汗、胸部可闻及哮鸣音，叫做心脏性哮喘。严重者可发展成肺水肿，咯大量泡沫状血痰，两肺满布湿性啰音，血压可下降，甚至会休克。

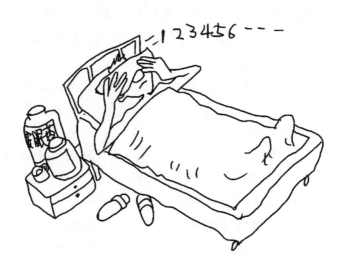

（3）咳嗽和咯血，它是左心衰竭的常见症状。由肺泡和支气管黏膜瘀血所造成，多与呼吸困难并存，咯血色泡沫样或者血样痰。

（4）其他。可有疲乏无力、失眠以及心悸等症状。严重脑缺氧时可出现潮式呼吸、眩晕、嗜睡、意识丧失以及抽搐等。

◆右心室衰竭

（1）上腹部胀满，为右心衰竭较早的症状，常伴有食欲不振、恶心、呕吐及上腹部胀痛等症，此多由肝、脾及胃肠道充血所引起。肝脏充血、肿大并有压痛，急性右心衰竭、肝脏急性瘀血肿大者，上腹胀痛急剧，可被误诊为急腹症。长期慢性肝瘀血缺氧，可造成肝细胞变性、坏死，最终发展为心源性肝硬化，肝功能呈现不正常或出现黄疸。如果有右房室瓣（三尖瓣）关闭不全并存，触诊肝脏可感到有扩张性搏动。

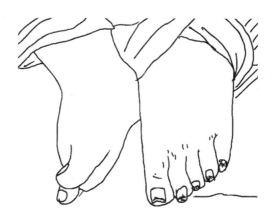

（2）颈静脉怒张。它是右心衰竭的一个比较明显的征象。其出现常比皮下水肿或者肝肿大早，同时可见舌下、手臂等浅表静脉异常充盈。压迫充血肿大的肝脏时，颈静脉怒张更加明显，此征叫做肝－颈静脉回流征阳性。

（3）水肿。右心衰竭早期，由于体内先有钠水潴留，所以在水肿出现前先有体重的增加，体液潴留达 5kg 以上时才出现水肿。

心衰性水肿多先见于下肢，卧床患者腰、背及骶部等低垂部位症状明显，呈凹陷性水肿。重症者可波及全身，下肢水肿多于傍晚出现或加重，休息一夜后可减轻或者消失。常伴有夜间尿量的增加，这是由于夜间休息时回心血量较白天活动时少，心脏尚能泵出静脉回流的血量，心室收缩末期残留血量明显减少，静脉和毛细血管压力的增高均有所减轻，因而水肿减轻或者消退。少数患者可有胸腔积液和腹水。胸腔积液可同时见于左、右两侧胸腔，但以右侧较多，原因不甚明了。因为壁层胸膜静脉回流到腔静脉，脏层胸膜静脉回流至肺静脉，因而胸腔积液多见于全心衰竭者。腹水则大多发生于晚期，多由心源性肝硬化所造成。

（4）发绀。右心衰竭者多有不同程度的发绀，最早见于指端、口唇以及耳廓，较左心衰竭者明显。

其原因除血液中血红蛋白在肺部氧合不全之外，常和血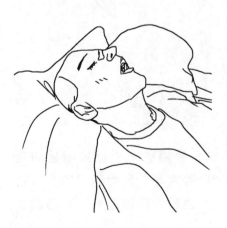流缓慢，组织从毛细血管中摄取较多的氧而使血液中还原血红蛋白增加有关（周围型发绀）。严重贫血者发绀可能会不明显。

（5）神经系统症状。可有神经过敏、失眠以及嗜睡等症状。重者可发生精神错乱，这可能由脑瘀血，缺氧或电解质紊乱等原因造成。

◆全心衰竭

可同时存在左、右心衰竭的临床表现，也可以是左心或者右心衰竭的临床表现为主。

预防治疗

★ 心力衰竭的预防

◆积极治疗原发性心脏病，如严格控制高血压及心绞痛。特别是老年人发生急性心肌梗死时，心力衰竭的发病率是很高的。

◆去除各种易导致心力衰竭的诱因，如对感染、过劳、情绪激动、心律失常以及贫血等。

◆老年心脏病患者，生活要规律，忌烟酒，饮食要高营养、易消化、低盐以及少吃多餐。

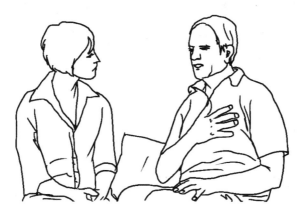

◆老年人应学习一些自我保健的常识，了解心力衰竭早期的一些临床表现，以便能够及时就医，明确诊断，及时治疗。比如劳力后出现心悸气短、夜间憋醒、呼吸困难、阵发性咳

嗽、原因不明的下肢水肿等，都可能是早期心力衰竭的症状。

★ 心力衰竭的治疗

◆ 消除基本病因及诱因

心力衰竭的病因治疗在心力衰竭的预防中占有十分重要的地位，如果对引起心力衰竭的原发病能积极采取治疗措施，则可以明显地改善预后。

◆ 对心力衰竭诱发因素的治疗

主要是积极控制或去除心内外感染病灶，纠正心律失常、电解质紊乱，防止过度劳累、情绪激动等。

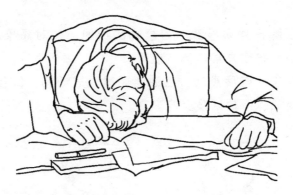

◆ 减轻心脏负荷

注意休息；适当使用镇静剂；合理使用利尿剂；合理使用血管扩张剂增加心脏收缩力，以使心功能改善。

◆ 控制饮食。包括进餐的种类、数量、次数以及热量的控制和钠盐的摄食限制等。

日常保养

◆ 保持起居有规律

做好心理调节，提高自控能力。首先要树立战胜疾病的信心及勇气。同样罹患心功能不全，但患者情绪不同，结果则显著不同。若情绪沉闷，精神压力过大，可增加心脏负担，加重心功能不全。

◆强调动静结合

"动"是指运动，依据心脏功能情况，适当活动和锻炼。"静"指的是休息，合理安排作息时间，坚持每天午休1小时左右。患者在医生的指导下进行适当的活动，一方面可防止形成褥疮和静脉血栓，另一方面可以提高心功能储备力，增强抗病能力，以减少感染（感染是诱发心功能不全的主要病因之一）。在运动时，患者应掌握"度"，以活动时不感到疲乏及最高心率每分钟不超过120次为度。如心功能为Ⅰ级的患者，可以慢跑、打太极

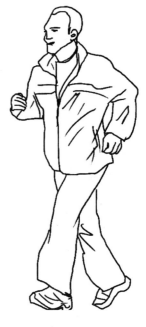

拳以及做操；心功能Ⅱ～Ⅲ级的患者，可以到室外平地散步，做些力所能及的活动。

◆保持室内温度相对恒定

冬季室内温度最好在20℃左右；夏季使用电扇时应避免直接吹风，在使用空调时要注意室内外温差不宜过大。

◆做到室内通风

冬季室内每日至少要通风两次，每次半小时，但是要注意患者自身保暖，避免空气对流时引起感冒。

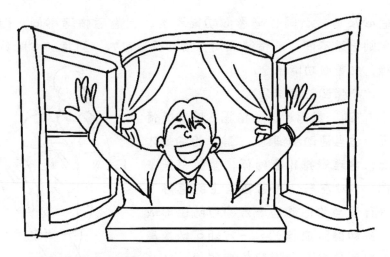

◆预防呼吸道感染

呼吸道感染可诱发心功能不全，在外出时应根据季节增减衣服，同时要注意口腔卫生。

◆保持大便的通畅。并且避免便秘时过度用力。

◆要注意加强室内保暖措施，减少发作诱因，避免上呼吸道感染。

◆气急明显者，应常备袋装氧气，以便于应急时使用。

五 心律失常

　　正常心律起源于窦房结，频率 60～100 次／分（成人），节律比较规则。心律失常指心律起源部位、心搏频率与节律以及激动传导等任一项异常。心肌大部分由普通心肌纤维所组成，小部分为特殊分化的心肌纤维，其中后者组成心脏的起搏传导系统。

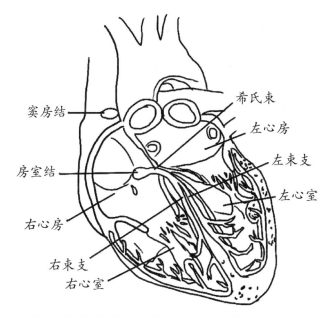

　　心脏的起搏传导系统包括房室结、窦房结、房室束（希氏束）、左右束支及其分支以及浦肯野纤维网。当心脏冲动在窦房结形成之后，随即由结间束和普通心房肌传递，抵达

房室结及左心房。冲动在房室结内传导速度十分缓慢，抵达希氏束之后传导再度加速。束支与浦肯野纤维的传导速度极为快捷，使全部心室肌几乎同时激动。最后，冲动抵达至心外膜，完成一次心脏周期。

心脏传导系统接受副交感和交感神经支配。迷走神经兴奋性增高，能抑制窦房结的自律性与传导性，延长窦房结和周围组织的不应期，减慢房室结的传导并延长其不应期。交感神经则发挥同副交感神经相反的作用。

认识疾病

★心律失常的发病机制

心律失常发生的基本原理是冲动形成的异常，冲动传导的异常或者两者兼而有之。

◆冲动形成的异常

（1）窦性冲动异常：正常人在安静状态下，窦房结有规律地发出 60~100 次/分冲动，产生正常窦性心律。当窦房结发出冲动过快、过慢、不规则或者暂停发放时，可以分别产生窦性心动过速、过慢、不齐或者窦性停搏。

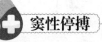 **窦性停搏**

窦性停搏又叫窦性静止、窦性间歇、窦性暂停等。窦性停搏指窦房结在一定时间内停止发放激动。根据心脏起搏点停搏可分为：

（1）房性停搏。

（2）窦性停搏。

（3）交接区性停搏。

（4）室性停搏。

（5）全心停搏。

临床上以全心停搏（心脏停搏）、心室停搏以及窦性停搏最为重要。根据停搏的原因可将其分为：

（1）原发性窦性停搏：同快速性心律失常无关的停搏。

（2）继发性窦性停搏：继发于快速性心律失常后的停搏。

根据停搏的时间可分为：

（1）永久性停搏：起搏点永久丧失自律性。

（2）较久性停搏：每阵停搏超过 4s，可达 8s 以上。

（3）短暂停搏：每阵停搏不超过 2~4s。

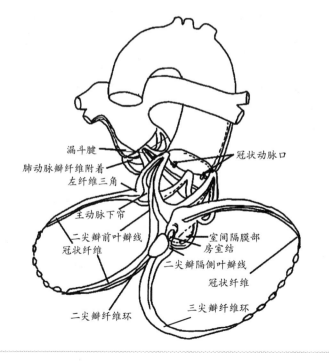

漏斗腱
肺动脉瓣瓣纤维附着
左纤维三角
主动脉下帘
二尖瓣前叶瓣线
冠状纤维
冠状动脉口
室间隔膜部
房室结
二尖瓣隔侧叶瓣线
冠状纤维
二尖瓣纤维环
三尖瓣纤维环

（2）异位冲动的形成：除窦房结外，在正常时具有自律性的其他心肌细胞（结间束、冠状窦口附近、房室结的远端以及希氏束－蒲肯野系统等处）或者原来无自律性的心肌细胞（心房肌与心室肌）由于病变具有了异常自律性，形成异位冲动，造成心律失常。

（3）触发活动：当局部儿茶酚胺浓度增高、低钾血症、低钙血症以及洋地黄中毒时，心房、心室和希氏束蒲肯野组织在动作电位后产生除极活动，被叫做后除极。当后除极电位达到阈值时，就可产生提早的动作电位，造成心律失常。

◆冲动传导的异常

折返激动指的是当激动从某处循一条径路传出后，又从另一条径路返回原处，使该处再次发生激动的现象，为快速性心律失常最常见的发生机制。产生折返激动的基本条件：

①心脏两个或者多个部位的传导性和不应期各不相同，相互连接形成一个闭合环。

②其中一条通道发生单向传导阻滞。

③另一条通道传导缓慢，而使最初单向阻滞的通道有时间恢复其兴奋性。

④最初阻滞的通道再次激动，从而完成一次折返激动。一次折返，导致一次期前收缩；反复折返，造成持续性快速性心律失常。

★ 心律失常的病因

心律失常可见于各种器质性心脏病，其中以冠状动脉粥样硬化性心脏病（简称为冠心病）、心肌病、心肌炎以及风湿性心脏病（简称风心病）为多见，特别在发生心力衰竭或心肌梗死时。发生在基本健康者或者自主神经功能失调患者中的心律失常也不少见。其他病因尚有电解质或者内分泌失调、麻醉、低温、胸腔或者心脏手术、药物作用与中枢神经系统疾病等。部分病因不明。

 风湿性心脏病

　　风湿性心脏病简称为风心病，属于中医"怔忡""喘证""水肿"以及"心痹"等范畴。是指由于风湿热活动，累及心脏瓣膜而导致的心脏病变。风湿性心脏病病理过程有炎症渗出期、增殖期、瘢痕形成期。症状为呼吸困难、胸痛、昏厥以及心悸。体格检查可以基本确诊。

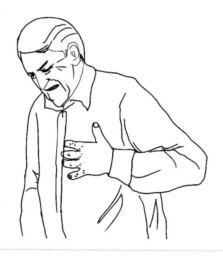

★ 心律失常的症状

　　◆不同种类的心律失常，症状也会有所不同。一般会出现心悸、脉搏异常等症状，但没有症状的患者也不少。

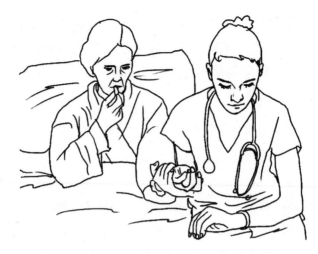

◆患有某些心脏疾病的患者，会出现心脏疾病所造成的症状、体征。

◆缓慢性心律失常：依严重程度不同会出现有些无症状，或乏力、心绞痛以及心功能不全、昏厥等情况。

◆快速性心律失常：有些无症状，也有些患者会出现心悸、胸闷、头晕以及意识丧失。

预防治疗

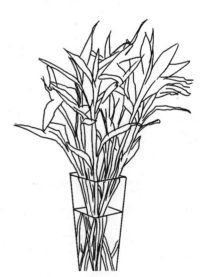

★ 心律失常的预防

◆生活要规律，确保充足的睡眠。

◆居住环境力求清幽，避免喧闹，庭院及阳台多种花草，有利于怡养性情。

◆注意劳逸结合，依据自身的情况选择合适的体育锻炼，如散步、太极拳以及气功等，节制房事，预防感冒。

◆尽力保持标准体重，勿贪饮食，由于发胖会使心脏负荷加重。

◆注意季节、时令、气候的变化，由于寒冷、闷热的天气，以及对疾病影响较大的节气，如立春、夏至、立冬、冬至等容易诱发或加重心律失常，所以应提前做好防护，分别采取保暖、通风、降温等措施。

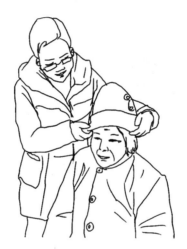

◆饮食以易消化、清淡、少食多餐、营养丰富、低盐低脂、高蛋白、多种维生素、清洁卫生、冷热合适、定时定量为原则，心律失常病人禁忌浓茶、咖啡、烈酒、香烟、煎炸及过咸、过甜、过黏食品，少食细粮、动物内脏、松花蛋，兼有水肿者，应限制饮水量。

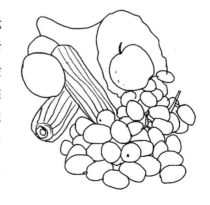

◆精神情志的正常与否，同心律失常发生关系密切，设法消除紧张、恐惧、烦恼、忧虑、愤怒等不良情绪刺激，保持正常心态。

◆病人除日常口服药之外，还应备有医生开具的应急药品，如心得安、心痛定、速效救心丸、阿托品等。

★ 心律失常的治疗

◆ 一般治疗

心律失常的发病原因很复杂，针对不同的发病机理，目前有通过异丙肾上腺素、阿托品等西药增加心肌自律性和（或）加速传导的，有借助心脏起搏器、电除颤、射频消融等非药物疗法治疗的。某些情况下，采用压迫眼球、按摩颈动脉窦、捏鼻用力呼气以及屏气等方法，利用反射性兴奋迷走神经来缓解心律失常。

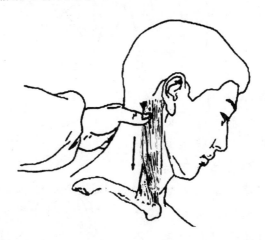

◆ 常用抗心律失常药物

目前临床应用的抗心律失常药物已近50余种，但至今还没有统一的分类标准。大多数学者同意根据药物对心脏的不同作用原理将抗心律失常药物分下列四类，以指导临床合理用药，其中Ⅰ类药又分为 A、B、C 三个亚类。

（1）Ⅰ类——钠通道阻滞药。

① Ⅰ A 类。适度阻滞钠通道，奎尼丁等药属此类。

② Ⅰ B 类。轻度阻滞钠通道，利多卡因等药属此类。

③ Ⅰ C 类。明显阻滞钠通道，氟卡尼等药属此类。

（2）Ⅱ类——β肾上腺素受体阻断药。有益于阻断β受体而有效，代表性药物为普萘洛尔。

（3）Ⅲ类——选择地延长复极过程的药。属此类的有胺碘酮。

（4）Ⅳ类——钙拮抗药。它们阻滞钙通道而抑制 Ca^{2+} 内流，代表性药有维拉帕米。

长期服用抗心律失常药会有不同程度的副作用，严重的可引起室性心律失常或心脏传导阻滞而致命。所以临床在应用时应严格掌握适应证，注意不良反应。

日常保养

★ 心律失常的保养

◆ 预防诱发因素

一旦确诊之后病人往往高度紧张、焦虑、忧郁，严重关注，频频求医，迫切要求用药控制心律失常。而完全忽略病因、诱因的防治，常导致喧宾夺主，本末倒置。常见诱因：吸烟、酗酒、过劳、紧张、激动、暴饮暴食，消化不良，感冒发烧，摄入盐过多，血钾及血镁低等。病人可结合以往发病的实际情况，总结经验，防止可能的诱因，比单纯用药更简便、安全、有效。

◆稳定的情绪

保持平和稳定的情绪，不过度紧张，精神放松。精神因素中尤其紧张的情绪易诱发心律失常。因此病人要以平和的心态去对待，避免过喜、过悲、过怒，不计较小事，遇事自己能宽慰自己，不看紧张刺激的电视和球赛等。

◆自我监测

在心律失常不易被抓到时，病人自己最能发现问题。有些心律失往往有先兆症状，若能及时发现及时采取措施，可减少甚至避免再发心律失常。心房纤颤的病人往往有先兆征象或者称前驱症状，如心悸感，摸脉有"缺脉"增多，此时及早休息并口服安定片即可防患于未然。

◆合理用药

心律失常治疗中强调用药个体化，而有些病人常常愿意接收病友的建议而自行改药、改量。这样做是危险的。病人必须按照医生的要求服药，并注意观察用药后的反应。有些抗心律失常药有时能导致心律失常，因此，应尽量少用药，做到合理配伍。

◆定期检查身体

定期复查心电图，电解质、肝功以及甲功等，由于抗心律失常药可影响电解质及脏器功能。用药之后应定期复诊及观察用药效果和调整用药剂量。

◆养成良好生活习惯

运动要适量，量力而行，不勉强运动或运动过量，不做剧烈及竞赛性活动，可做气功、打太极拳。在洗澡时，水不要太热，洗澡时间不宜过长。养成按时排便习惯，保持大便通畅。饮食要定时定量。节制性生活，不饮浓茶不吸烟。防止着凉，预防感冒。不从事紧张工作，不从事驾驶员工作。

由于失眠可诱发心律失常。因此要养成按时作息的习惯，以保证睡眠。

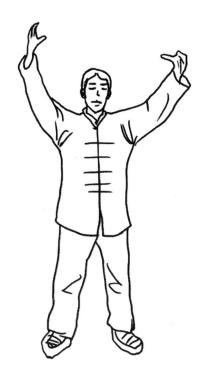

六　心源性休克

心源性休克为心泵衰竭的极期表现，因为心脏排血功能衰竭，不能维持其最低限度的心输出量，导致血压下降，重要脏器和组织供血严重不足，导致全身性微循环功能障碍，从而出现一系列以缺血、缺氧、代谢障碍和重要脏器损害为特征的病理生理过程。

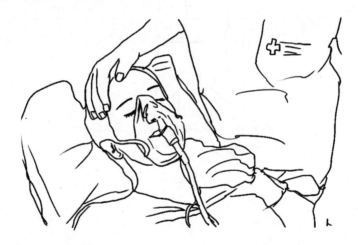

认识疾病

★ 心源性休克的发病机制

◆ 有效血循环量不足

在正常情况下，有效循环血量的维持借助于心脏排血功能、血容量和血管床容积三个因素之间的协调，其中任何一个因素发生障碍，都可引起有效循环血量的不足，从而造成休克。导致心源性休克的各种情况，均可使心排血量减少而致有效血循环量不足。

◆周围循环阻力改变

休克状态，心排血量减低，组织缺氧，在缺氧状态下由于来自体内、外各种毒素以及代谢产物的作用，引起体内各种代偿功能做出反应，开始时小动脉痉挛，进而扩张，然后造成麻痹，最后产生休克。

◆微循环的变化

任何休克都要发生微循环紊乱。微循环紊乱在休克的不同阶段可能不尽相同，除了微循环紊乱之外还有淋巴循环障碍。

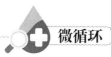 微循环

　　微循环指的是微动脉和微静脉之间的血液循环，是血液与组织细胞进行物质交换的场所。微循环的基本功能是进行血液与组织液之间的物质交换。正常情况下，微循环的血流量与组织器官的代谢水平相适应，确保各组织器官的血液灌流量并调节回心血量。如果微循环发生障碍，将会直接影响各器官的生理功能。典型的微循环通常由微动脉、后微动脉、毛细血管前括约肌、真毛细血管、通血毛细血管、动 - 静脉吻合支以及微静脉七个部分组成，微循环的血液可通过三条途径由微动脉流向微静脉。

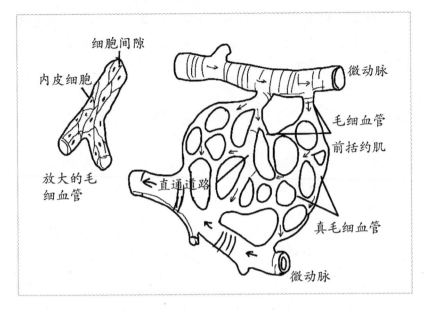

◆血液流变学障碍与弥漫性血管内凝血

在休克的发展过程中，微血管痉挛，微血流紊乱，微血管可发生扩张。因为缺氧、酸中毒使得红细胞变形能力降低，血细胞易于凝聚和堵塞微血管，血流减慢，黏度上升，导致微血栓形成，由于弥漫性血管内凝血，大量消耗血液中的凝血因子，而造成出血现象。

◆组织间质水肿

因为血管通透性改变，血清与血浆向血管外渗出。

◆代谢改变

组织在缺氧的情况下，分解代谢加强，酸性产物增多，出现代谢性酸中毒。因为组织细胞破坏时释放钾，肾脏排钾功能减退，出现高钾血症。

◆重要器官的变化

（1）心脏。心肌耗氧量很大，对于冠状动脉血流量的要求亦高，所以冠状动脉灌注量对心肌功能影响很大。心力衰竭为休克病死的主要原因之一。此外，心源性休克的患者心脏本身还有原发性的病变。

（2）肺。心源性休克后肺部微循环的改变可造成"休克肺"。休克肺的病理学特点包括肺淤血、微循环内有微血栓、肺间质水肿和出血，随之肺泡内也有水肿和出血而呈现肺实变。

 休克肺

　　严重休克病人可出现进行性缺氧和呼吸困难，导致低氧血症性呼吸衰竭，称为休克肺（或称成人呼吸窘迫综合征 ARDS）。休克肺为休克患者死亡的重要原因之一。

（3）肾脏。心源性休克时亦可伤及肾脏。肾脏动静脉短路丰富，正常时有 10% 的血液流经动静脉短路。休克时肾的近髓循环短路大量开放，引起皮质血流大减而髓质血流相对得以保证，此为肾皮质在休克中最易受损的原因。此外，肾血管平滑肌中肾上腺素能受体以 α-受体占优势，所以休克时大量儿茶酚胺的释放可造成严重的肾功能损害。

（4）脑。脑组织不能进行无氧糖酵解，其需氧量又比其他组织高，并且其糖原含量甚低，主要靠血流不断供给葡萄糖、游离脂肪酸和酮体等能量及氧，所以要求较高的血液灌流量，灌流量决定于平均动脉压。当血压降到 8.0kPa（60mmHg）以下时，脑灌流量即不足，脑对缺氧缺糖非常敏感。

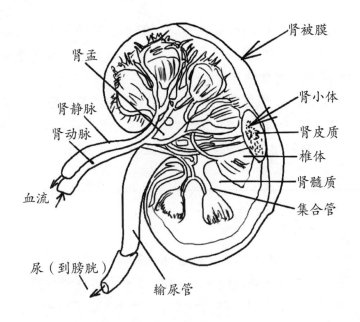

肾被膜

肾盂

肾静脉

肾动脉

肾小体

肾皮质

椎体

肾髓质

集合管

血流

尿（到膀胱）

输尿管

★心源性休克的病因

心源性休克最常见的病因就是急性心肌梗死。狭义上心源性休克是指发生于急性心肌梗死泵衰竭的严重阶段。广义上心源性休克还包括其他原因如充血性心力衰竭、急性心肌炎（包括细菌及病毒或其他微生物等感染）、大块肺梗死、瓣叶穿孔、乳头肌或腱索断裂、严重主动脉瓣或者肺动脉瓣狭窄伴有轻度或中度心动过速、急性心包填塞、张力性气胸、心房黏液瘤、严重二尖瓣或者三尖瓣狭窄伴有轻度或中度心动过速和严重快速的心率失常等所引起的休克。药物毒性作用（如阿霉素等）或不适当的药物应用（如钙拮抗剂和 β-受体抑制剂等）等在一定的条件下也可造成休克。

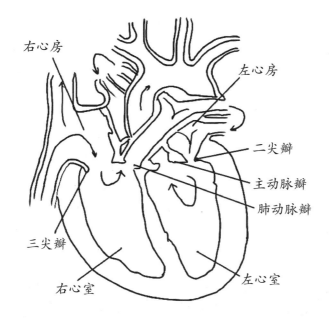

右心房

左心房

二尖瓣

主动脉瓣

肺动脉瓣

三尖瓣

右心室

左心室

★ 心源性休克的症状

◆ 严重的基础心脏病表现。

◆ 体循环衰竭表现：

持续性低血压、少尿、意识障碍、末梢紫绀等；也可同时合并急性肺水肿表现。

心源性休克多在原发病病情发展的基础上发生。因为原发病不同，临床表现也不同，但休克的症状与体征大致相仿。

根据心源性休克发生发展过程，大致可分为早、中、晚三期。

（1）休克早期：因为机体处于应激状态，儿茶酚胺大量分泌入血，交感神经兴奋性增高，患者常表现为烦躁不安、恐惧以及精神紧张，但是神志清醒，面色或皮肤稍苍白或轻度发绀，肢端湿冷，大汗，心率增快，可有恶心、呕吐，血压尚正常甚至可轻度增高或者稍低，但脉压变小，尿量稍减。

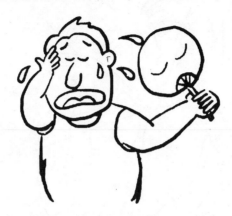

（2）休克中期：休克早期如果不能及时纠正，则休克症状进一步加重，患者表情淡漠，反应迟钝，意识模糊或欠清，全身软弱无力，脉搏细速无力或者未能扪及，心率常超过 120 次／分，收缩压＜80mmHg（10.64kPa），甚至测不出，脉压＜20mmHg（2.67kPa），面色苍白、发绀，皮肤湿冷、发绀或者出现大理石样改变，尿量更少（＜17mL/h）或者无尿。

（3）休克晚期：可出现弥散性血管内凝血（DIC）与多器官功能衰竭的症状。前者可引起皮肤、黏膜和内脏广泛出血；后者可表现为急性肾、肝和脑等重要脏器功能障碍或者衰竭的相应症状。如急性肾功能衰竭可表现为少尿或者尿闭，血中尿素氮、肌酐进行性增高，产生尿毒症、代谢性酸中毒等症状，尿比重固定，可出现蛋白尿和管型等。肺功能衰竭可表现为进行性呼吸困难及发绀，吸氧不能缓解症状，呼吸浅速而不规则，双肺底可闻及细音和呼吸音降低，产生急性呼吸窘迫综合征的征象。脑功能障碍和衰竭可引起昏迷、抽搐、肢体瘫痪、病理性神经反射以及瞳孔大小不等、脑水肿和呼吸抑制等征象。肝功能衰竭可导致黄疸、肝功能损害和出血倾向，甚至昏迷。

预防治疗

★ 心源性休克的预防

尽快诊断可引起休克的疾病并及时予以治疗，是防止发生休克的最有效措施。因为急性心肌梗死是心源性休克的最常见的病因，所以及早防治冠心病的危险因素（如高血压、高脂血症、糖尿病等）对于预防心源性休克的发生有一定的临床意义。研究表明：心绞痛、糖尿病、外周血管或脑血管疾病、陈旧性心肌梗死等都是急性心肌梗死患者发生休克的危险因素，如果入院时同时有这些因素，则发生休克的可能性为 25%。

外周血管疾病

外周血管疾病，中医称为脉管疾病。其发病率近年有明显上升，常见的有动脉硬化性闭塞症、动静脉血栓形成以及动脉瘤等。

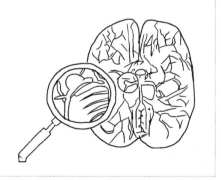

★ 心源性休克的治疗

治疗目标是通过药物治疗和机械辅助装置的联合应用，以增加心排血量，改善心肌灌注，降低心脏负荷，以使病人的心血管状况改善。

静脉用药包括：多巴胺，是一种血管加压药，可增加心排血量、升高血压及增加肾灌注；米利农和多巴酚丁胺，为正性肌力药物，可以增加心肌收缩力；去甲肾上腺素，若必须应用一种更有效的血管收缩药时，可以作为选择；硝普纳，是一种血管扩张药，它可与血管加压剂联合应用，借助降低外周血管阻力（后负荷）和左心室舒张末压（前负荷）来进一步改善心排血量，病人的血压需满足足够水平才可应用硝普纳进行治疗，并在治疗时必须密切监测血压变化；呋塞米（速尿），可以用于减轻肺充血。

日常保养

★ 心源性休克的日常护理注意事项

采取头和躯干抬高 20° ～ 30° ，下肢抬高 15° ～ 20° 的体位，以增加回心血量及减轻呼吸困难。也可采取平卧位，以有利于脑部血液供应。

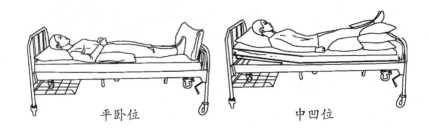

平卧位　　　　　　　　　中四位

保持呼吸道通畅，无论是平卧位还是中凹位，头均应偏向一侧，清除口腔分泌物，密切观察呼吸频率和节律的变化，注意有无呼吸困难、三凹症等。

三凹症

三凹症也称"三凹征"，三凹指的是胸骨上窝、锁骨上窝、肋间隙出现明显凹陷。三凹征是一种上部气道部分梗阻造成的吸气性呼吸极度困难的症状。三凹征并非疾病，而是一种临床症状，这种症状多由鼻咽喉疾患、纵隔肿块或支气管异物所致，常见的并发症状有干咳和高调吸气性喉鸣。

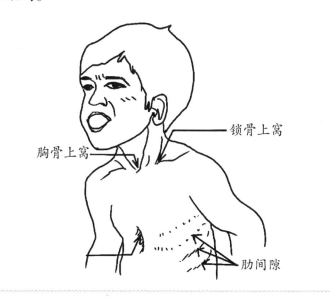

休克病人都处于缺氧状态，维持呼吸功能十分重要，故需常规吸入氧气。如已发展到成人呼吸窘迫综合征（ARDS），

必须经机械通气给予呼吸末正压（PEEP）。

保持病人安静，避免搬动病人。观察病人神志、皮肤色泽，并且定时测量体温、中心静脉压（CPV）、肺毛细血管楔入压（PCWP）及尿量等作为输液指导，以便能够及时有效地控制休克。

★心源性休克的日常饮食

◆合理搭配膳食，确保摄入全面充足的营养物质，使体质由纤弱逐渐变得健壮。

◆若伴有红细胞计数过低，血红蛋白不足的贫血症，宜适当多吃富含蛋白质、铁、铜、维生素 B_{12}、维生素 C、叶酸等"造血原料"的食物，诸如猪肝、蛋黄、瘦肉、牛奶、贝类、鱼虾、大豆、豆腐、红糖及新鲜蔬菜、水果。纠正贫血，有利于增加心排血量，改善大脑的供血量，提高血压和消除血压偏低导致的不良症状。

◆莲子、桂圆、大枣以及桑葚等果品，具有养心益血、健脾补脑之力，可常食用。

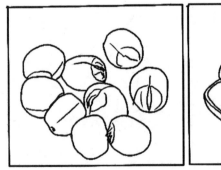 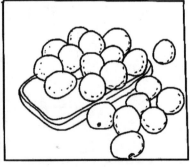

◆伴有食少纳差者，宜适当食用能刺激食欲的食物和调味品，如姜、葱、醋、酱、糖、辣椒、胡椒、啤酒、葡萄酒等。

七　先天性心脏病

　　先天性心脏病是胎儿时期心脏血管发育异常所造成的心血管畸形,是小儿常见的心脏病。其发病率约占出生婴儿的0.8%,其中60%在<1岁死亡。发病可能与遗传特别是染色体易位与畸变、宫内感染、大剂量放射性接触以及药物等因素有关。随着心血管医学的快速发展,许多常见的先天性心脏病得到准确的诊断及合理的治疗,病死率已显著下降。

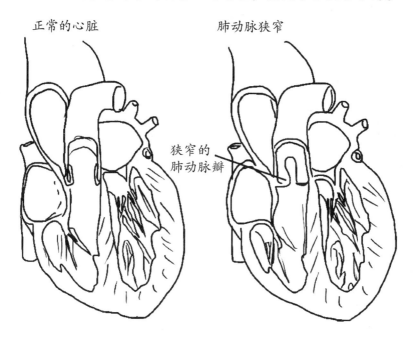

正常的心脏　　　　　　　　肺动脉狭窄

狭窄的
肺动脉瓣

认识疾病

★ 先天性心脏病的发病机制

◆源自心血管系统的异常所造成的形态异常。

◆心室中隔出现缺损，导致收缩期时血液会从左心室流至右心室。

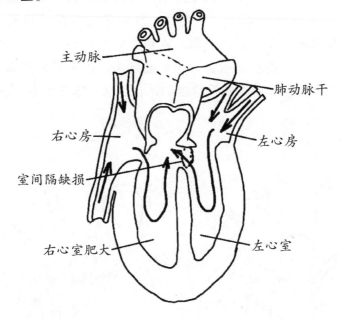

主动脉

肺动脉干

右心房

左心房

室间隔缺损

右心室肥大

左心室

◆发生左向右分流时，肺部血流量会增加，如果发生右向左分流时，则会减少。

◆因血管阻力上升、肺部血流量上升，造成肺动脉高压。由于血流量增加且回流发生阻碍造成肺瘀血。

◆瓣膜闭锁不全或是发生分流情况，都会导致心室容量负荷，当出现狭窄、阻力等障碍时会造成压力负荷。

★ 先天性心脏病的病因

◆ 胎儿发育的环境因素

（1）感染，妊娠前三个月患病毒或细菌感染，特别是风疹病毒，其次是柯萨奇病毒，其出生的婴儿先天性心脏病的发病率较高。

（2）其他：比如羊膜的病变，胎儿受压，妊娠早期先兆流产，母体营养不良、苯酮尿、糖尿病、高血钙，放射线及细胞毒性药物在妊娠早期的应用，母亲年龄过大等都有使胎儿发生先天性心脏病的可能。

◆ 遗传因素

先天性心脏病具有一定程度的家族发病趋势，可能由于父母生殖细胞、染色体畸变所引起的。遗传学研究认为，多数的先天性心脏病是由多个基因与环境因素互相作用所形成。

◆ 其他

有些先天性心脏病在高原地区比较多，有些先天性心脏病有显著的男女性别间发病差异，这就说明出生地海拔高度和性别也与本病的发生有关。

★ 先天性心脏病的症状

◆ 心衰

新生儿心衰被视为一种急症，通常大多数是因为患儿有较严重的心脏缺损。其临床表现是由于肺循环、体循环充血，心输出量减少所致。患儿憋气，面色苍白，呼吸困难和心动过速，心率每分钟可达 160 ~ 190 次，血压常偏低。可听到奔马律。肝大，但是外周水肿比较少见。

◆ 紫绀

其产生是由于右向左分流而使动静脉血混合。在鼻尖、口唇以及指（趾）甲床最明显。

◆蹲踞

患有紫绀型先天性心脏病的患儿，尤其是法乐四联症的患儿，常在活动后出现蹲踞体征，这样可增加体循环血管阻力从而减少心隔缺损产生的右向左分流，同时也增加静脉血回流到右心，从而改善肺血流。

 法乐四联症

法乐四联症是室间隔缺损、肺动脉狭窄、主动脉骑跨以及右室肥厚四种畸形并存。约占先天性心脏病的10%左右。患者青紫、杵状指，活动时呼吸急速，喜蹲踞或者有青紫发作，即青紫加重，呼吸增快，困难，甚至晕厥。

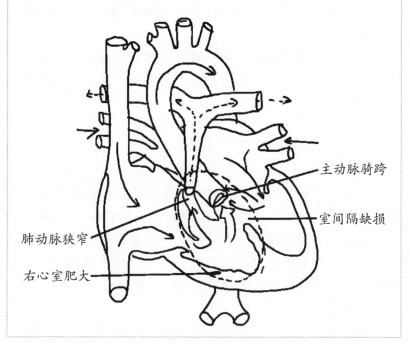

◆肺动脉高压

当间隔缺损或者动脉导管未闭的病人出现严重的肺动脉高压和紫绀等综合征时，被叫做艾森曼格综合征。临床表现为紫绀，杵状指（趾），红细胞增多症，右心衰竭征象，如颈静脉怒张、肝肿大、周围组织水肿。

◆杵状指（趾）和红细胞增多症

紫绀型先天性心脏病几乎都伴杵状指（趾）及红细胞增多症。

◆发育障碍

先天性心脏病的患儿往往发育不正常，表现为瘦弱、营养不良以及发育迟缓等。

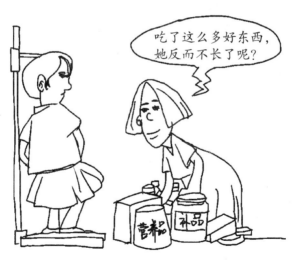

◆其他

胸痛、晕厥、猝死，部分患儿则有体循环方面的症状，比如排汗量异常（一般表现为大大超出正常同龄人的量）。

预防治疗

★ 先天性心脏病的预防

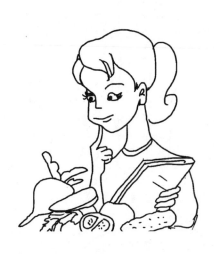

虽然先天性心脏病的病因尚不十分明确，但是为了预防先天性心脏病的发生，应注意母亲妊娠期特别是在妊娠早期的保健，比如积极预防风疹、流行性感冒以及腮腺炎等病毒感染。避免接触放射线及一些有害物质。在医生指导下用药，避免服用对胎儿发育有影响的药物，比如抗癌药、甲糖宁等。积极治疗原发病，如糖尿病等。注意膳食合理，避免营养缺乏。避免胎儿周围局部的机械性压迫。

◆ 在怀孕早期（3个月之前）尽量别在电脑前及微波炉等磁场强的地方坐太长时间，由于这时的胎儿还不稳定，各个器官还都正在成形阶段，很可能导致孩子先天性心脏病。

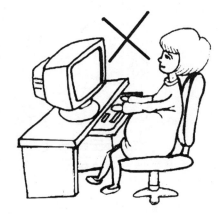

◆ 不要接触宠物，由于宠物身上的细菌及微生物也

可能是造成孩子先天性心脏病的原因。

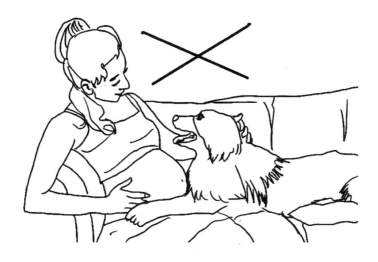

★ 先天性心脏病的治疗

◆ 治疗方法

先天性心脏病治疗方法有两种：手术治疗与介入治疗。

（1）手术治疗为主要治疗方式，适用于各种简单先天性心脏病和复杂先天性心脏病。

（2）介入治疗是近几年发展起来的一种新型治疗方法，主要适用于动脉导管未闭、房间隔缺损及部分室间隔缺损不合并其他需手术矫正的畸形患儿。

两者的区别主要在于，手术治疗适用范围比较广，能根治各种简单及复杂先天性心脏病，但有一定的创伤，术后恢复时间比较长，少数病人可能出现心律失常、胸腔以及心腔积液等并发症，还会留下手术疤痕影响美观。而介入治疗适用范围较窄，价格较高，但是无创伤，术后恢复快，无手术疤痕。

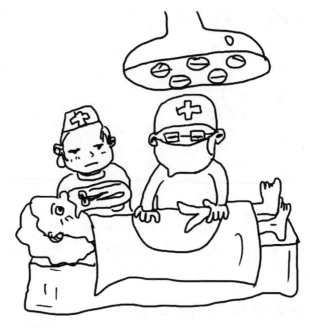

◆最佳治疗时间

手术治疗最佳时间决定于多种因素，其中包括先天畸形的复杂程度、患儿的年龄及体重、全身发育及营养状态等。通常简单先天性心脏，建议1~5岁，因为年龄过小，体重偏低，全身发育及营养状态较差，会增加手术风险；年龄过大，心脏会代偿性增大，有的甚至出现肺动脉压力增高，同样使手术难度增加，而且术后恢复时间也较长。对于合并肺动脉高压、先天畸形严重且影响生长发育、畸形威胁患儿生命以及复杂畸形需分期手术者手术越早越好，不受年龄限制。

日常保养

◆尽量让孩子保持安静，避免过分哭闹，确保充足的睡眠。大些的孩子生活要有规律，动静结合，既不能在外边到处乱跑（严格禁止跑跳和剧烈运动），也不必整天躺在床上，但晚上睡眠一定要保证，以减轻心脏负担。

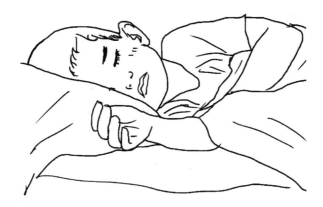

◆心功能不全的孩子常常出汗较多，需保持皮肤清洁，夏天勤洗澡，冬天用热毛巾擦身（注意保暖），勤换衣裤。多喂水，以确保足够的水分。

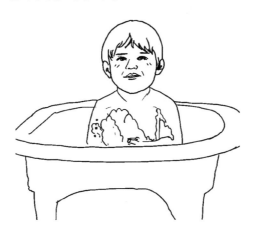

◆保持大便通畅，如果大便干燥、排便困难时，过分用力会增加腹压，加重心脏的负担，甚至会造成严重后果。

◆居室内保持空气流通，患儿尽量避免到人多拥挤的公共场所逗留，以使呼吸道感染的机会减少。应随天气冷暖及时增减衣服，密切注意预防感冒。

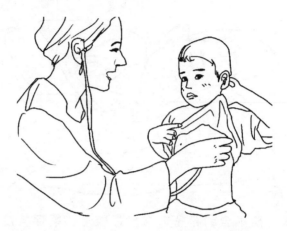

◆定期去医院门诊复查，严格遵照医嘱服药，特别是强心、利尿药，由于其药理特性，必须绝对控制剂量，按时、按疗程服用，以保证疗效。每次服用强心药前，需测量脉搏数，若心率过慢，应立即停服，以避免药物毒性作用发生，危及孩子生命。

八　肺源性心脏病

肺源性心脏病简称为肺心病，可分为急、慢性两类，急性者比较少见，主要是由于急性肺动脉栓塞，使肺循环阻力急剧增加，而造成右心室急性扩大及衰竭。慢性者较为常见，主要是由于慢性肺、胸部疾病或者肺血管病变引起的肺循环阻力增加，使右心室负荷加重，右心室肥大，最后导致右心衰竭。本病发展缓慢，症状及体征逐步出现，早期呼吸及循环功能尚可代偿，但到晚期则出现心力衰竭及呼吸衰竭。

认识疾病

★肺源性心脏病的发病机制

多种支气管肺组织、胸廓以及肺血管疾病均可导致肺心病，其发病机制虽然不完全相同，但是共同点是这些疾病均可导致患者呼吸系统功能和结构的明显改变，发生反复的气道感染和低氧血症，导致一系列体液因子及肺血管的变化，使肺血管阻力增加，肺动脉血管构型重建，产生肺动脉高压。肺动脉高压导致右心室负荷加重；再加上其他因素共同作用，最终造成右心室扩大、肥厚，甚至发生右心功能衰竭。

◆肺动脉高压（PH）

肺动脉高压是多种基础肺胸疾患导致慢性肺心病的共同

发病环节。肺动脉高压早期，肺血管的变化主要是功能性改变，若能及时去除病因，有可能逆转病变或者阻断病变的进一步发展。肺动脉高压晚期，肺血管器质性改变明显，病变处于不可逆阶段，治疗十分困难。

（1）肺血管功能性改变

慢性肺源性心脏病（COPD）和其他慢性呼吸系统疾患发展到一定阶段，可出现肺泡低氧与动脉血低氧血症。肺泡气 O_2 分压（PaO_2）下降可造成局部肺血管收缩和支气管舒张，以利于调整通气／血流比例，并确保肺静脉血的氧合作用，这是机体的一种正常保护性反应。但长期缺氧引起肺血管持续收缩，即可引起肺血管病理性改变，产生肺动脉高压，这是目前研究最为广泛而深入的机制，主要可概括为下列几个方面。

①体液因素：正常时，肺循环为一个低阻、低压系统，低度的肺动脉张力是由多种收缩血管的物质和舒张血管的物质共同维持的。缺氧可使肺组织中多种生物活性物质的含量发生变化，其中包括具有收缩血管作用的物质，如内皮素、组胺、血管紧张素 Ⅱ（AT-Ⅱ）、5-羟色胺（5-HT）、白三烯、血栓素（TXA_2）、前列腺素 F_2（PGF_2），也包括具有舒张血管作用的物质，如一氧化氮、前列环素 I_2（PGI_2）及前列腺素 E_1（PGE_1）等。肺血管对低氧的收缩反应是以上多种物质共同变化的结果。缺氧使收缩血管物质和舒张血管物质之间的正常比例发生改变，收缩血管物质的作用占优势，从而引起肺血管收缩。

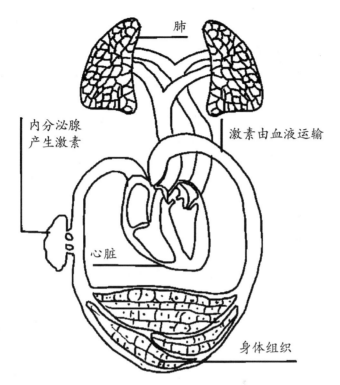

②神经因素：缺氧和高碳酸血症可以刺激颈动脉窦和主动脉体化学感受器，反射性地引起交感神经兴奋，儿茶酚胺分泌增加，造成肺动脉收缩。缺氧之后存在肺血管肾上腺素能受体失衡，使肺血管的收缩占优势，也会有助于肺动脉高压的形成。

③缺氧对肺血管的直接作用：缺氧可以直接使肺血管平滑肌膜对 Ca^{2+} 的通透性增高，使 Ca^{2+} 内流增加，肌肉兴奋 - 收缩耦联效应增强，导致肺血管收缩。

（2）肺血管器质性改变

慢性缺氧除了可以导致肺动脉收缩之外，还可以导致肺血管构型重建，其具体机制尚不清楚，可能涉及肺内、外多种生长因子表达的改变以及由此产生的一系列生物学变化，比如血小板衍生生长因子、胰岛素样生长因子以及表皮生长因子等。其他各种伴随慢性胸肺疾病而产生的肺血管病理学改变均可以参与肺动脉高压的发病。

此外，诸如原发性肺动脉高压及反复发作的肺血管栓塞等肺血管性疾病可直接引起肺血管狭窄、闭塞，造成肺血管阻力增加，发展为肺动脉高压。

（3）血液黏稠度增加和血容量增多

COPD 严重者可出现长期慢性缺氧，促红细胞生成素分泌增加，造成继发性红细胞生成增多，血液黏滞性增高，使肺血流阻力增高。缺氧可引起醛固酮增加，使水、钠潴留；缺氧使肾小动脉收缩，肾血流减少加重水、钠潴留，血容量增多。COPD 患者还存在肺毛细血管床面积减少和肺血管顺应性下降等因素，血管容积的代偿性扩大明显受限，所有肺血流量增加时，可引起肺动脉高压。

◆右心功能的改变

慢性胸肺疾患影响右心功能的机制主要是肺动脉高压引起右心后负荷增加，右室后负荷增加后，右心室壁张力增加，心肌耗氧量增加。此外，右心冠状动脉阻力增加，右室心肌血流减少，心肌供氧量减少。还有，低氧血症与呼吸道反复感染时的细菌毒素对心肌可以产生直接损害。这些因素长期作用，最终导致右心室肥厚、扩大。当呼吸道发生感染、缺氧加重或其他原因造成肺动脉压进一步增高而超过右心室所能负担时，右心室排出血量就不完全，收缩末期存留的残余血液过多，使右室舒张末期压增高，右心室扩张加重，最后造成右心功能衰竭。

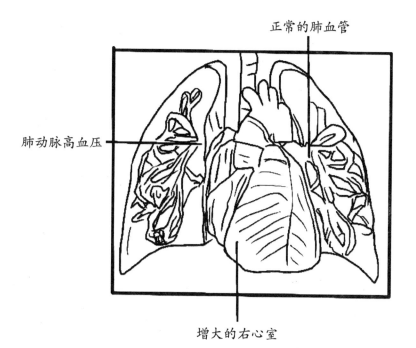

正常的肺血管

肺动脉高血压

增大的右心室

◆其他重要器官的损害

各种慢性肺胸疾患所造成的缺氧、高碳酸血症和酸碱平衡紊乱除影响心脏外，尚可使其他重要器官如脑、肝、肾、胃肠及内分泌系统、血液系统等发生病变，导致多器官功能障碍。

★ 肺源性心脏病的病因

按原发病变发生部位通常可分为四大类。

◆慢性支气管、肺疾病最常见

我国慢性肺心病中继发于 COPD 者约占 80% 以上，其他如支气管哮喘、支气管扩张、重症肺结核、尘肺以及间质性肺疾病等晚期也可继发慢性肺心病。

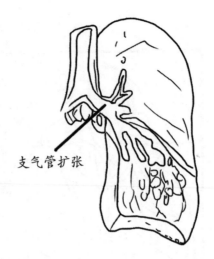

支气管扩张

◆严重的胸廓畸形

如严重的脊椎后、侧凸，脊椎结核，强直性脊柱炎，广泛胸膜增厚粘连和胸廓成形术后引起的严重的胸廓或脊柱畸形等，可导致胸廓运动受限、肺组织受压、支气管扭曲或变形，气道引流不畅，或引起肺纤维化、肺不张以及肺气肿等，最终引起慢性肺心病。

◆肺血管疾病

原因不明的原发性肺动脉高压、广泛或者反复发作的多发性肺小动脉栓塞和肺小动脉炎以及原发性肺动脉血栓形成等，均可导致肺小动脉狭窄、阻塞，从而发生肺血管阻力增加、肺动脉高压和右心室负荷加重，最终发展为肺心病。

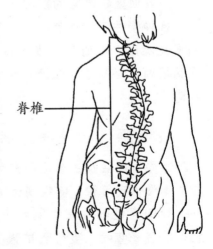

脊椎

◆ 其他神经肌肉疾病

如脊髓灰质炎、肌营养不良以及肥胖通气不良综合征等，可导致肺泡通气不足，引起缺氧，使肺血管收缩、肺血管阻力增加，形成肺动脉高压，最终发展为肺心病。

 肥胖通气不良综合征

肥胖通气不良综合征也称为皮克威克综合征，或者肥胖性肺心功能不全综合征。是一种特殊类型的肺源性心脏病，多发于极度肥胖的患者，为肥胖症患者中一种常见、严重的并发症。

其主要原因与患者胸腔、腹腔内脂肪组织增多，造成胸腔容积缩小，膈肌运动受限，患者肺部通气及换气功能受限。

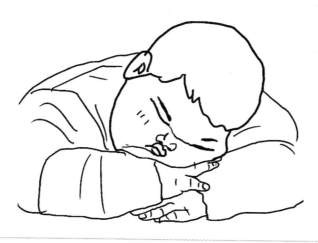

近年发现睡眠呼吸暂停综合征也是导致慢性肺心病的重要原因。

★肺源性心脏病的症状

◆肺心功能代偿期

主要有咳嗽、咯痰、活动后心悸、紫绀、气短、乏力等症状，即以原发胸肺疾患的表现及肺动脉高压、右心室肥大的体征为主。这时肺动脉瓣区第二心音亢进及剑突下有收缩期搏动。

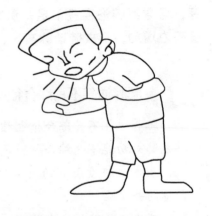

◆肺心功能失代偿期

常出现呼吸性酸中毒及呼吸衰竭，患者心悸气促、恶心呕吐、下肢水肿、腹胀纳差、心率增快等。重者可有明显紫绀及呼吸困难等症状，甚至出现嗜睡、谵妄、抽搐、昏迷等肺性脑病。

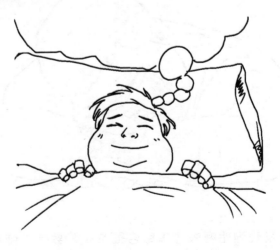

预防治疗

★肺源性心脏病的预防

◆加强锻炼，提高机体抗病能力，积极治疗支气管和肺部疾患，防治感冒。

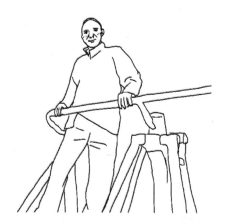

◆生活规律，顺应自然，在秋冬季节转换时注意保暖，以免受风寒，诱发病情。

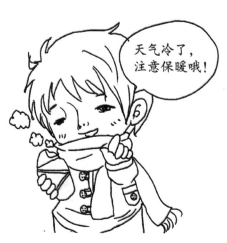

◆宜进食高热量、高蛋白且易消化的食物。有心力衰竭者应控制钠、水的摄入，忌烟酒。

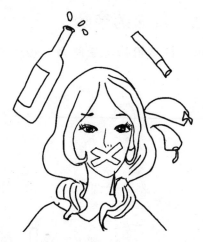

◆及时发现肺源性心脏病的前兆在于对身体的细致观察。应预防冷空气的刺激，冷空气的刺激可使呼吸道的抵抗力下降，容易引起呼吸系统感染，造成病情加重。

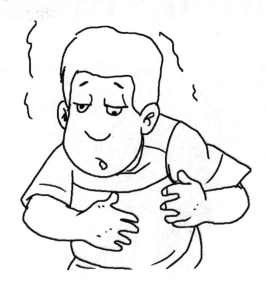

◆尿量减少合并水肿、不能平卧时表示心力衰竭，可适当服用利尿药及强心药。服用强心剂如地高辛和洋地黄毒苷等药物的患者，应警惕洋地黄中毒。比如出现恶心、呕吐，视物呈黄色或者绿色，脉搏不整齐或者变慢，每分钟低于 60 次，则是洋地黄中毒的表现，此时应立即停药并且请医生诊治。

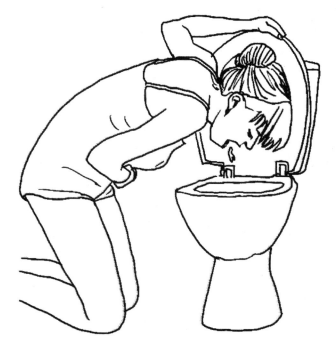

◆吸烟对人体健康的损害是人尽皆知的，它是肺心病等病的重要致病因素。一支烟中含有尼古丁 5.1mg，尼古丁对于呼吸系统、心血管系统的毒性十分明显，它可渗入肺部神经，影响呼吸系统的正常运行。吸烟时所产生的尼古丁和一氧化碳可加速动脉粥样硬化和血栓形成；促使儿茶酚胺及加压素分泌增多，使心率加快、心律失常。长此以往就会导致呼吸困难，肺部功能降低，从而导致肺心病。

★肺源性心脏病的治疗

◆肺、心功能代偿期

采用中西医结合的综合措施，增强患者的免疫功能，延缓肺胸基础疾病的进展，将急性发作的诱发因素去除，减少或避免急性加重期的发生，使肺、心功能得到恢复。

◆肺、心功能失代偿期治疗原则

积极控制感染，通畅气道，改善呼吸功能，纠正缺氧与二氧化碳潴留，控制呼吸衰竭和心力衰竭，处理并发症。

（1）呼吸衰竭的治疗

参考痰细菌培养及药物敏感试验，选择有效的抗生素，控制支气管及肺部感染；在没有细菌学培养结果前，可先进行经验性治疗。使用支气管舒张药及祛痰药，吸痰，通畅呼吸道。合理给氧以纠正缺氧，积极纠正二氧化碳潴留。纠正酸碱失衡和电解质紊乱。

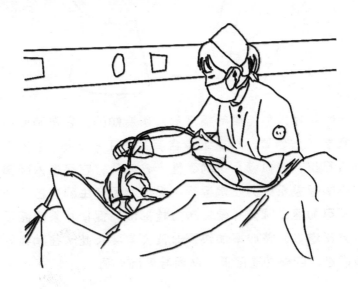

（2）右心功能衰竭的治疗

对慢性肺心病出现右心功能衰竭的患者，通常经过氧疗、控制呼吸道感染、改善呼吸功能、纠正低氧以及解除二氧化碳潴留后，心力衰竭症状可减轻或消失，患者尿量增多，水肿消退，肿大的肝缩小、压痛消失，不需常规使用利尿剂及强心剂。病情较重者或上述治疗无效者可以酌情选用利尿剂及强心剂。

（3）并发症的治疗

慢性肺心病除肺及心功能严重损伤外，全身其他器官均可受累及，出现多种并发症，须及时发现并积极治疗，才可使病死率降低。

日常保养

◆加强锻炼，提高自身机体抗病能力，积极治疗支气管及肺部疾患，预防感冒。

◆生活作息规律，顺应自然，秋冬变节时注意保暖，防止受风寒诱发或加重病情。

◆宜进食高热量、高蛋白易消化食物。右心衰者应控制钠、水摄入。并且忌烟酒。

◆学会呼吸技巧，比如用鼻吸气，呼气时将嘴唇缩成吹笛状，气体经缩窄的嘴唇缓慢呼出。

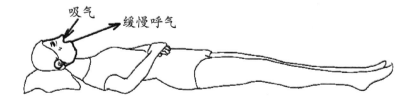

◆适当的全身运动，注意劳逸结合。

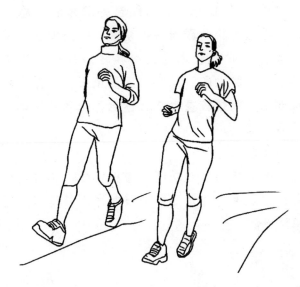

◆穿干净，保暖的衣物，最好不要去人多及空气污染的场合。

九 下肢静脉曲张

　　下肢静脉曲张指的是下肢浅表静脉发生扩张、延长以及弯曲成团状，晚期可并发慢性溃疡的病变。本病多见于中年女性，或长时间负重或站立工作者。本病未破溃前属中医"筋瘤"范畴，破溃后属"臁疮"范畴。下肢静脉曲张为静脉系统最重要的疾病，也是四肢血管疾患中最常见的疾病之一。

 筋瘤

　　筋瘤是以筋脉色紫、盘曲突起如蚯蚓状以及形成团块为主要表现的浅表静脉病变。《外科正宗》云："筋瘤者，坚而色紫，垒垒青筋，盘曲甚者结若蚯蚓。"筋瘤好发于下肢，相当于西医下肢静脉曲张交错所形成的静脉团块。

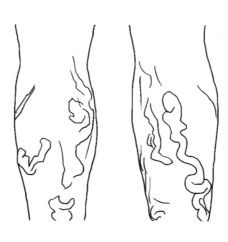

认识疾病

★下肢静脉曲张的发病机制

正常情况下，下肢静脉回流是借助心脏搏动而产生的舒缩力量，在深筋膜内包围深静脉的肌肉产生的泵的作用，及呼吸运动时胸腔内负压吸引三方面的协同作用。静脉瓣膜起着血液回流中单向限制作用。如果有瓣膜缺陷，则单向限制作用就会丧失，而引起血液倒流，对下一级静脉瓣膜产生额外冲击，久之就会造成下级静脉瓣膜的逐级破坏。静脉中瓣膜的破坏使倒流的血液对静脉壁产生巨大的压力，即可引起静脉相对薄弱的部分膨胀。而长期站立、重体力劳动、慢性咳嗽、妊娠、长期便秘等可使静脉内压力增高，进一步加剧了血液对瓣膜的冲击力及静脉壁的压力，导致静脉曲张。长期的静脉曲张，血液淤滞，最终引发淤积性皮炎，色素沉着和慢性硬结型蜂窝组织炎或形成溃疡。

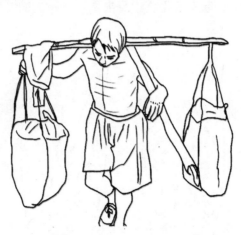

曲张静脉的病理变化主要发生于静脉壁的中层。在初

期，中层的弹力组织以及肌组织都增厚，这种变化可视为静脉压力增大所造成的代偿性反应。至晚期，肌组织和弹力组织都萎缩及消失，并为纤维组织所替代，静脉壁变薄并失去弹性而扩张。静脉瓣也发生萎缩及硬化。病变静脉周围组织的微循环亦因为静脉压的增高而发生障碍，引起营养不良，造成纤维细胞的增生。病变部位的皮下组织弥漫性纤维变性并伴水肿，水肿液内含大量蛋白质，这些蛋白质又可导致纤维组织增生。静脉淤滞使淋巴管回流受阻，淋巴液中含有大量的蛋白质又加重了组织纤维化。如此恶性循环的结果为局部组织缺氧，抗损伤能力降低，所以容易发生感染和溃疡。

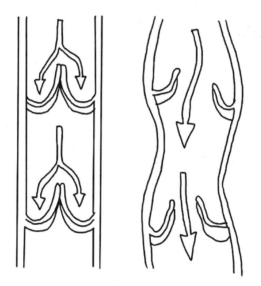

★下肢静脉曲张的病因

◆静脉壁薄弱和瓣膜缺陷

静脉壁相对薄弱，在静脉压作用下可扩张，瓣窦处的扩张导致原有的静脉瓣膜无紧密闭合，发生瓣膜功能相对不全，血液倒流。瓣膜发育不良或者缺失，亦不能发挥有效地避免倒流作用，导致发病。

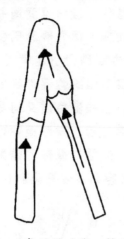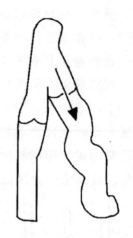

正常瓣膜功能，静脉
血液向上回流

瓣膜功能不良，静脉血液
向下逆流，形成静脉曲张

◆**静脉内压持久升高**

静脉血本身因为重力作用，对瓣膜产生一定的压力，正常情况下对其不会造成损害，但当静脉内压力持续升高时，瓣膜就会承受过重的压力，逐渐松弛、脱垂、使之关闭不全。这多见于长期站立工作、重体力劳动、妊娠、慢性咳嗽以及长期便秘等。

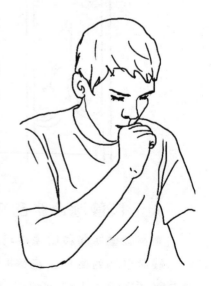

◆**年龄、性别**

因为肢体静脉压仅在身体长度达最高时方达最高压力，

青春期前身体不高，所以静脉口径较小，均可防止静脉扩张，因此尽管30岁前有患严重静脉曲张，但大多数是随年龄增大，静脉壁与瓣膜逐渐失去其张力，症状加剧迫使患者就医。

静脉曲张以女性多见，可能因为妊娠能诱发或加重静脉曲张。但在没有妊娠的女性，其发病率也比男性高（男：女=1:3），其原因可能为女性骨盆较宽大，血管结构过度弯曲以及月经期、妊娠期和绝经期时均可造成骨盆内的静脉增加充血。妊娠期易发生静脉曲张的另一原因是因为妊娠期四肢浅静脉的张力降低，使其易于扩张，这种情况在产后可恢复。

★ 下肢静脉曲张的症状

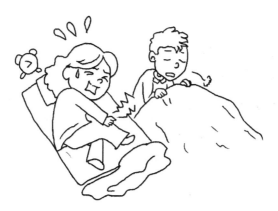

下肢静脉曲张为一种常见的周围血管疾病，在成年人中发病率很高，约有25%的女性和18%的男性患有不同程度的静脉曲张症状。特别是对于女人来说，下肢静脉曲张一度被认为是"美腿杀手"。静脉曲张初期症状不明显，但是随着病程延长，静脉曲张程度会越来越明显，下肢局部疼痛也就越来越重，甚至会发生足部血液淤积，脚踝呈现紫色；更严重者血液不易回流，会发生色素沉着及湿疹样皮肤炎，并可能产生淤积性溃疡，有时会发生静脉破裂出血。也有的会沿着静脉壁产生血块、发炎，也就是血栓性脉管炎，表皮会沿着静脉呈现红肿、疼痛等症状，甚至可触及相当疼痛的结节，严重者会造成老烂腿，甚至截肢。

预防治疗

★下肢静脉曲张的预防

下肢静脉曲张的人群主要为教师、外科医生以及售货员等从事站立工作的人或有家族史的人群。此病的预防可采取下列几项措施：

◆赤足

在条件允许的情况下，下班回家之后，将鞋脱掉，赤足或穿拖鞋行走，可以改善足部血液循环，并使足部肌肉得到锻炼。

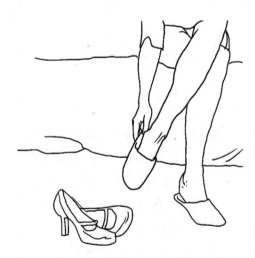

◆穿平跟鞋

平跟鞋有助于预防静脉曲张，在体育锻炼时一定要穿有海绵垫的运动鞋或者旅游鞋，对缓解腿部压力，防止静脉曲张很有帮助。

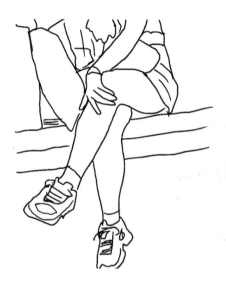

◆工间休息抬高双脚

需站立工作的人在工间休息时可脱掉鞋之后，双脚抬高，足部要高于心脏30cm以上，下班回到家之后也应将双脚抬高15分钟，以缓解血液对下肢的压力。

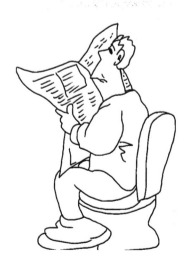

◆预防静脉曲张，除了减轻足部的压力外，还要将上厕所时看书报的习惯改掉，以免因下蹲的时间长给下肢静脉增加负担，

造成血管内淤血。而加强运动，如散步、慢跑、骑自行车以及游泳都是增强肌肉、减少脂肪以及培养耐力的好办法。其中最好、最简便的办法是坚持步行。长久站立工作者和患早期静脉曲张的人有应在工作时间穿着长筒弹力袜，以促进血液回流。

★ 下肢静脉曲张的治疗

◆ 硬化剂注射和压迫疗法

此法是采用硬化剂如 5% 鱼肝油酸钠作血管内注射，因为受到注射部位的限制，绝不能在腹股沟区的大隐静脉内注射，无法从根本上治疗下肢静脉曲张，单纯应用复发率较高，所以仅适用于膝关节以下的单纯型病变，也可作为手术的辅助疗法，以处理剥脱不尽而残留的曲张静脉。

◆ 非手术疗法

穿静脉曲张袜或者上弹力绷带，使曲张静脉处于萎瘪状态，适当休息抬高患肢、防止久立。根据病变部位选择弹力袜的长度：通常分为中统袜（膝下）、长筒袜（及大腿）、连裤袜。

◆ 手术疗法

此为处理下肢静脉曲张的根本办法。临床最为常用的手术方法是将曲张的大（小）隐静脉行剥脱术，手术方法基本上分三个步骤：

（1）结扎大隐或者小隐静脉。

（2）剥脱曲张的大隐或者小隐静脉。

（3）结扎功能不全的交通静脉。适用于大（小）隐静脉瓣膜功能不全，及大（小）隐静脉与深静脉间交通支瓣膜功能也不全者。

　　术后需用弹力绷带或者静脉曲张袜给予稳妥而有一定弹力的压力，以避免剥脱部位出血。鼓励及早做床上活动，使深静脉血受肌肉泵挤压而加速回流，有利于避免深静脉血栓形成。

　　◆家庭日常疗法

　　（1）每晚睡觉前，要养成用热水洗脚的习惯，并且忌用冷水洗脚。用热水洗脚，能消除疲劳，有利睡眠，更能活血化瘀。

　　（2）经常游泳可使肌体压力得到减轻，而水的压力则有助于增强血管弹性。

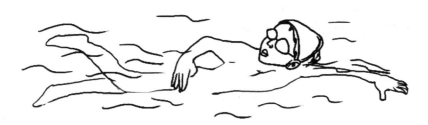

　　（3）常进行腿部按摩，两手分别放在小腿两侧，由踝部向膝关节，揉搓小腿肌肉，以帮助静脉血回流。

　　（4）饮食宜清淡而富有营养，多吃新鲜蔬菜及水果等，可选食山楂、油菜以及赤小豆等，还可选食牛肉、羊肉以及鸡肉等温性食物。

日常保养

　　◆避免长期站立或者坐位，应常让脚做抬高、放下运动，或者可能的话小走一番。

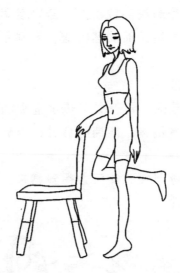

◆应养成每日穿弹力袜运动腿部1小时的习惯，比如散步、快走、骑脚踏车以及跑步等。

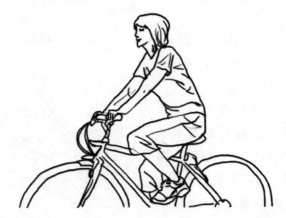

◆应养成一日数次躺下把腿抬高高过心脏的姿势，如此可促进腿部静脉循环。

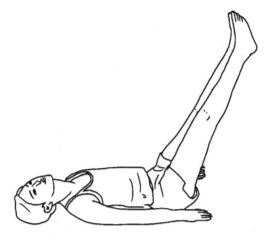

◆保持正常体重不能超重，由于过重会使腿部静脉负担增加。

◆不可长时间用 40℃以上的高温水泡脚。

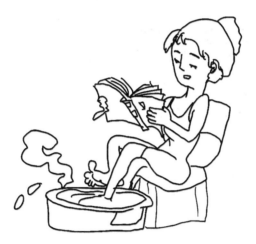

◆避免提超过 10kg 的重物。

◆保持脚及腿部清洁，并避免受外伤导致皮肤破溃。

◆如腿部皮肤已呈干燥情形，请遵照医师嘱咐涂药。

◆每晚自我检查小腿有无肿胀情形。

◆减少焦虑、放松心情，积极选用正确的药物进行治疗。

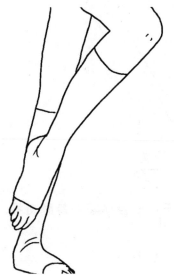

◆每晚睡时，将腿垫高约6cm，并保持最舒适的姿势即可，但是千万不要因此而让腿部僵直。

◆坚持穿循序减压弹力袜，因腿部肿胀，一般在下床后站立几分钟就会发生。请于每日早起下床前即穿上弹力袜。

◆保持弹力袜之清洁，并且注意其弹性功能是否改变。当弹力袜失去弹性之时应立即更换。

◆妇女经期及孕期等特殊时期要给腿部特殊的关照，多休息，要经常按摩腿部，以帮助血液循环。

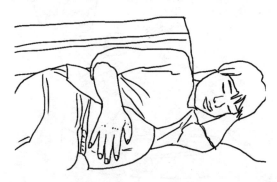

◆戒烟，由于吸烟能使血液黏滞度改变，血液变黏稠，易淤积。

◆肥胖的人应该减肥，肥胖虽不是直接原因，但是过重的分量压在腿上可能会引起腿部静脉回流不畅，使静脉扩张加重。

　　需要说明的是，如果患上静脉曲张，无论怎样保养，都只能延缓它的发展，不能逆转，无法自愈。当出现严重影响外观、肿胀、瘙痒、色素沉着、溃疡感染以及破裂出血等并发症时，一定要及时到正规医院血管外科就诊，采取规范的治疗。

十　心肌炎

心肌炎指的是心肌局限性或弥漫性非特异性炎症。根据病因心肌炎可分为 3 类：

（1）感染性疾病中发生的心肌炎如病毒、细菌、立克次体以及螺旋体感染等。

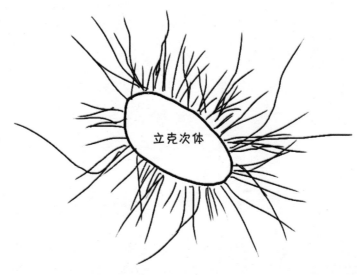

立克次体

（2）过敏或变态反应所致的心肌炎，比如风湿性心肌炎等。

（3）理化因素导致的心肌炎，如射线损伤，某些化学药品或者药物中毒等。

近年来由于对心肌炎病原学的深入研究及诊断方法的改进，心肌炎已成为常见心脏病之一。特别是病毒性心肌炎最为常见。

病毒性心肌炎是由嗜心肌病毒引起的心肌局限或者弥漫性炎症。多见于儿童、青少年，可流行发病，也可散在发生。

认识疾病

★ 心肌炎的发病机制

发病机制尚未十分清楚。一般认为：

（1）病毒直接侵犯心肌细胞与损伤心肌内小血管，影响心肌代谢与心肌供血而发病；

（2）病毒入侵人体后引起自身免疫反应，造成心肌炎症损害，也是病毒性心肌炎发生的重要因素。两者常同时存在，早期以前者为主，而慢性阶段以后者为主。

总之，病毒性心肌炎早期以病毒直接作用为主，而持续病毒感染及自身免疫反应则是慢性病毒性心肌炎及其可能演变成扩张型心肌病的主要机制。

★ 心肌炎的病因

多种病毒可导致心肌炎，有报道在 24 种以上，其中以肠道病毒（柯萨奇病毒、埃可病毒）和呼吸道病毒（腺病毒、流感病毒、腮腺炎病毒）感染最常见。其他还有细菌（如白喉病）、真菌以及原虫等。病毒及细菌等直接侵犯心肌，以及对心肌内小血管造成损伤。

当机体处于细菌感染、营养不良、疲劳、寒冷、酗酒以及妊娠等情况下，机体抵抗力下降，更易导致病毒感染而发病。

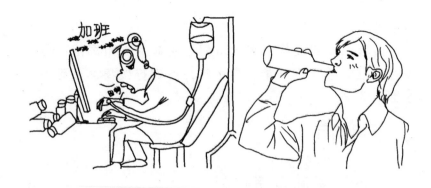

★ 心肌炎的症状

病毒性心肌炎的症状会出现于原发病的症状期或者恢复期。如在原发病的症状期出现，其表现可被原发病掩盖。多数患者在发病前有发热、全身酸痛、咽痛以及腹泻等症状。患者常诉胸闷、心前区隐痛、心悸、恶心、乏力、头晕。临床上诊断的病毒性心肌炎中 90% 左右以心律失常为主诉或首见症状，其中少数患者可由此而发生昏厥或阿－斯综合征。极少数患者起病后发展迅速，出现心力衰竭或心源性休克。

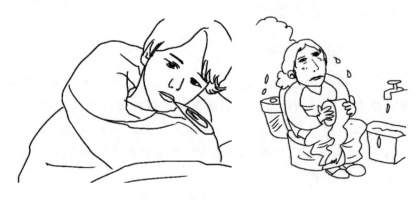

阿－斯综合征

　　阿－斯综合征，即心源性脑缺血综合征，是指突然发作的严重的、致命性、缓慢性或者快速性心律失常，使心排出量在短时间内锐减，产生严重脑缺血、神志丧失以及晕厥等症状。阿－斯综合征是一组由心率突然变化而造成急性脑缺血发作的临床综合征。该综合征与体位变化无关，常因为心率突然严重过速或过缓引起晕厥。

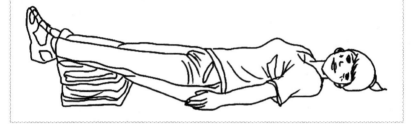

预防治疗

★心肌炎的预防

　　病毒性心肌炎一经确诊，就须卧床休息及进行治疗，吃易消化、富含维生素和蛋白质的食物，并针对病因进行药物治疗。如果能重视预防，采取措施提高机体免疫力，则可有效预防病毒性心肌炎的发生。

　　◆劳逸结合，合理分配工作、学习用脑以及体育锻炼的时间比例，提倡早锻炼。

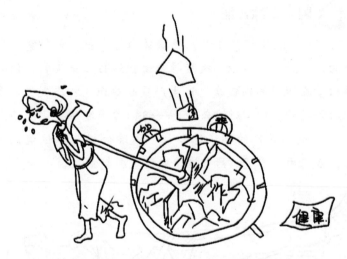

◆注意营养搭配，纠正偏食的不良习惯，日常饮食要以粗粮、新鲜蔬菜以及瘦肉为主，也可适当吃些水果。

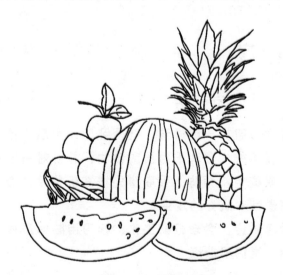

◆注射流感疫苗，获得对流感的免疫力，可有效地避免在气候多变的春秋季节染上病毒性感冒。

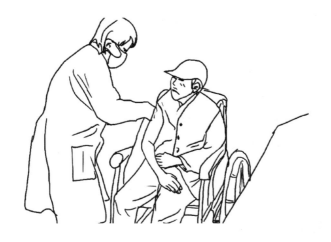

★ 心肌炎的治疗

◆ 充分休息，防止过劳

急性期应卧床休息至症状消失、心电图恢复正常，通常需3个月左右；心脏已扩大或曾经出现过心功能不全者应延长到半年，直到心脏不再缩小，心功能不全症状消失后，然后再逐渐起床活动。

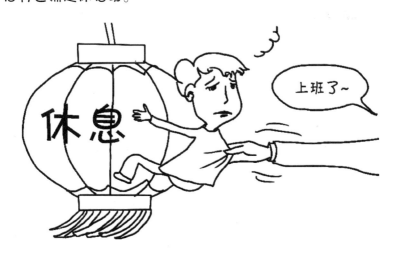

◆酌情应用改善心肌细胞营养与代谢的药物

可选用辅酶 A、ATP、肌酐、维生素 C 以及维生素 B。对于重症病毒性心肌炎，特别是并发心力衰竭或者心源性休克者，用 FDP 5g，每日 1～2 次静滴，可能有效；此外，在极化液基础上加入 25% 硫酸镁 5～10mL，对于快速性心律失常疗效更佳，7～14 天为一疗程。

◆抗病毒药物

目前各种抗病毒药物的疗效均不肯定，通常而言，A_2 流感病毒所致心肌炎可试用吗啉呱 300～600mg/d 或者金刚胺 200mg/d；属疱疹病毒感染者可试用阿糖胞苷 50～100mg/d 或者三氮唑核苷 300mg/d，静滴，连用 1 周。

◆抗生素

如合并细菌感染可以使用抗生素。

◆肾上腺皮质激素

多数主张病毒性心肌炎急性期，特别是最初 2 周内，病情并非急者不用激素。但短期内心脏急剧扩大、高热不退以及急性心力衰竭、房室传导阻滞等情况可慎用。

◆免疫调节药物

对免疫功能不足者，可以应用提高免疫功能药物。常用的有：

（1）干扰素 100 万 u，每日肌注 1 次，2 周 1 疗程。

（2）简化胸腺素 10mg，每日肌注 1 次，共 3 个月。

（3）免疫核糖核酸 3mg，每 2 周皮下或者肌注 1 次，共 3 个月。

（4）转移因子 1mg，皮注或肌注，每周 1～2 次。

（5）黄芪注射液 4～5 支，静滴，每日 1 次，3 周为一疗程。

◆纠正心力衰竭和心律失常

有心力衰竭者可用强心剂、利尿剂和扩张血管剂，心肌炎患者对洋地黄敏感，用量应为负荷量的1/2～2/3。对快速型心律失常者可以选用相应的抗心常药物；对遗留有慢性完全性房室传导阻滞的年轻患者为防止可能发生的猝死，可以安装永久性人工心脏起搏器进行预防疗。

日常保养

◆患者应注意休息，有心脏扩大并有心功能不全者，应绝对卧床休息，严格控制活动，直至心肌病变停止发展、心脏形态恢复正常，才能逐步增加活动量。患者出现胸闷、胸痛以及烦躁不安时，应在医生指导下使用镇静、止痛剂。

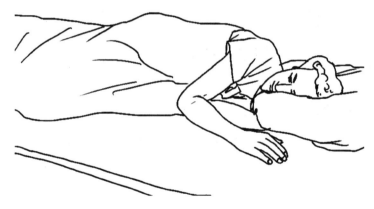

◆饮食应为高热量、高蛋白以及高维生素食物，特别是富含维生素C的食物，如山楂、苹果、橘子以及番茄等。

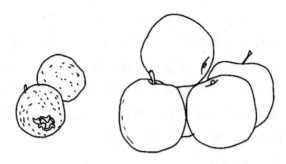

◆每日要注意测量体温、血压、脉搏以及呼吸等生命体征。应及时给高热的患者降温，并进行口腔护理及皮肤护理。当患者出现脉搏微弱、血压下降、烦躁不安以及面色灰白等症状时，谨防由此导致的心源性休克。若出现此病症，应立即送往医院进行救治。

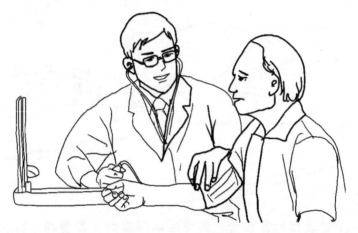

◆心肌炎反复发作的患者，长期服用激素，要注意观察毒性及不良反应，如高血压、胃肠道消化性溃疡及穿孔、出血等。心肌炎患者对毛地黄制剂十分敏感，易出现中毒现象，应严格掌握用药剂量。急性患者应服用大剂量维生素C及能量合剂，静脉滴注或者静脉推注时要注意保护血管，控制速度，防止肺水肿。

◆应保持患者的居室空气新鲜、流通，定期通风换气，但要避免患者直接吹风，防止感冒加重病情。冬季注意保暖。平素应加强身体锻炼，运动量不宜过大，以患者不感劳累为度，可做些气功、太极拳以及散步等活动。同时要避免以下活动：

（1）避免长时间阅读、写作以及用脑。

（2）避免长时间会晤、交谈。交谈时不但消耗体力，更消耗脑力，所以心肌炎和心肌病患者应注意控制交谈的时间。

（3）避免长时间下象棋、打麻将以及看电视等娱乐活动。

十一 心内膜炎

心内膜炎指的是由病原微生物直接侵袭心内膜而引起的一种炎症性疾病，常累及心脏瓣膜，也可累及室间隔缺损处、心内壁内膜或者未闭动脉导管、动静脉瘘等处。心内膜炎可由细菌、霉菌、立克次体及病毒致病。临床主要可见三大类症状，即心脏症状、全身感染症状、栓塞及血管症状。还以发热为最多见、最重要的全身症状。

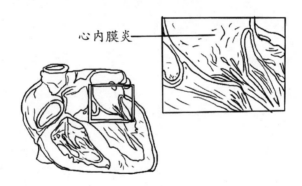

心内膜炎

认识疾病

★ 心内膜炎的发病机制

◆ 急性感染性心内膜炎

急性感染性心内膜炎在发病机制上和亚急性感染性心内膜炎有所不同，50.0% ~ 60.0% 发生于正常的心瓣膜上，病原微生物通常来自皮肤、肌肉、骨骼或者肺等部位的活动性病灶，其毒力较强，具有高度侵蚀性（如金黄色葡萄球菌，肺炎链球菌，A 组链球菌，流感嗜血杆菌等）和黏附力，可直接侵犯瓣膜引起感染。

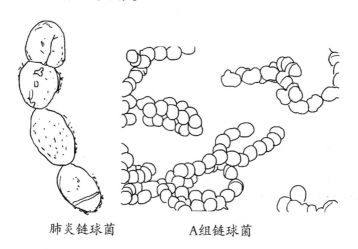

肺炎链球菌　　　　A组链球菌

◆亚急性感染性心内膜炎

病程经过 6 周以上，可迁延数月，甚至 1~2 年。一般由毒力较弱的细菌引起（亚急性细菌性心内膜炎）。最常见的是草绿色链球菌（约占 75%），此菌为口腔、咽部的正常菌丛。在拔牙及扁桃体摘除术时可有一时性菌血症，细菌也可从感染灶（牙周炎、扁桃体炎）侵入血流。其次是牛链球菌（为寄居肠道的菌丛）。表皮葡萄球菌为皮肤菌丛，可污染静脉导管及外置起搏器的导线而造成心内膜感染。泌尿生殖器器械检查、前列腺切除术及肠手术后可导致肠球菌性心内膜炎。真菌性心内膜炎最常由白色念珠菌引起，尤其是药物成瘾者使用污染的注射器或溶液而造成感染。此外，亦见于免疫抑制的患者。

菌血症

　　菌血症指的是外界的细菌经由体表的入口或是感染的入口进入血液系统后在人体血液内繁殖并随血流在全身播散，后果是很严重的。通常来说导尿管或者是体表的手术造口容易导致发生菌血症。出现菌血症的患者常常发生急性的多个器官的转移性感染，并出现各种急性感染症状，一旦怀疑，应立即采血检验，如果确诊应立即针对感染菌治疗。

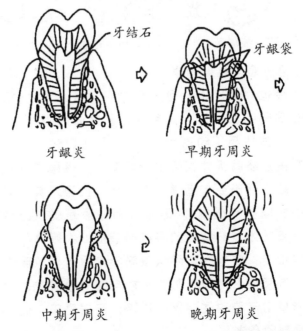

牙龈炎　　　　　　　　　　早期牙周炎

中期牙周炎　　　　　　　　晚期牙周炎

　　亚急性感染性心内膜炎常发生在已有病变的瓣膜（如风湿性心内膜炎）或者并发于先天性心脏病（如室间隔缺损、Fallot

四联症等）。此型心内膜炎最常侵犯二尖瓣及主动脉瓣，并可累及其他部位心内膜。

肉眼观，可见在原有病变的瓣膜上形成疣赘物。瓣膜呈不同程度增厚、变形，常发生溃疡，其表面可见大小不一，单个或者多个息肉状或者菜花样疣赘物。疣赘物为污秽灰黄色，干燥而质脆，颇易脱落而引起栓塞。病变瓣膜僵硬，常发生钙化。瓣膜溃疡比急性感染性心内膜炎者浅，但亦可遭到严重破坏而发生穿孔。病变也可累及腱索。

◆风湿性心内膜炎

肉眼观，病变早期受累的瓣膜肿胀、增厚，失去光泽，继而病变瓣膜不断要受到血流冲击和瓣膜不停地关闭与开放等摩擦作用，使瓣膜表面，尤以闭锁缘处内膜损伤，形成粗糙面，造成血小板在该处沉积、凝集，形成串珠状单行排列的、大小如粟粒（1~3mm）、半透明的、灰白色与瓣膜粘连牢固不易脱落的疣状赘生物。镜下，瓣膜胶原纤维肿胀，黏液样变性和纤维素样坏死。疣状赘生物是由血小板与纤维素构成的白色血栓。其基底部有少许的炎细胞浸润，有时可见肿大的纤维母细胞及多少不等的风湿细胞，典型的风湿小体少见。

病变后期，心内膜下风湿病变发生纤维化，心瓣膜与腱索中的赘生物发生机化，形成灰白色瘢痕。造成瓣膜增厚、变硬、卷曲以及缩短，瓣叶之间发生纤维性粘连，腱索增粗及缩短，最终导致瓣膜病（瓣膜狭窄和/或瓣膜关闭不全），造成血流动力学改变甚至心力衰竭。左心房后壁可由于机化增厚、粗糙以及皱缩，称为 McCallum 斑。

★ 心内膜炎的病因

◆ 防御机制的抑制

急性感染性心内膜炎是因为心内膜常有溃疡形成，故又叫做溃疡性心内膜炎。此类心内膜炎起病急剧，多由毒力较强的化脓菌导致（急性细菌性心内膜炎），其中大多为金黄色葡萄球菌，其次为化脓链球菌。通常病原菌先在机体某局部造成化脓性炎症（如化脓性骨髓炎、痈、产褥热等），当机体抵抗力降低时（如肿瘤、心脏手术以及免疫抑制等）病原菌则侵入血流，引起败血症并侵犯心内膜。此型心内膜炎多发生在本来正常的心内膜上，多单独侵犯主动脉瓣或者侵犯二尖瓣。

◆ 病原体感染

心内膜炎因细菌、真菌以及其他微生物（如病毒、立克次体、衣原体以及螺旋体等）直接感染而产生心瓣膜或者心室壁内膜的炎症，有别于由于风湿热、类风湿以及系统性红斑性狼疮等所致的非感染性心内膜炎。

★ 心内膜炎的症状

起病缓慢，症状多种多样。大多数患者有器质性心脏病，部分患者发病前有扁桃体炎、龋齿、静脉插管、介入治疗或者心内手术史。

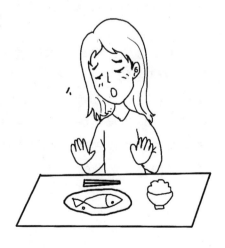

◆ 感染症状

发热是最为常见的症状。几乎所有的病例都有过不同程度的发热，热型不规则，热程比较长，个别病例无发热。此外患者有疲乏、盗汗、关节痛、食欲减退、体重减轻、皮肤苍白等表现，病情进展较慢。

◆ 心脏方面的症状

原有的心脏杂音可由于心脏瓣膜的赘生物而发生改变，出现粗糙响亮、呈海鸥鸣样或音乐样的杂音。原无心脏杂音者可出现音乐样杂音，约有一半患儿由于心瓣膜病变、中毒性心肌炎等造成充血性心力衰竭，出现心音低钝、奔马律等。

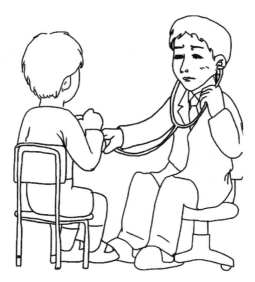

◆ 栓塞症状

视栓塞部位的不同而出现不同的临床表现，通常发生于病程后期，但约1/3的患者为首发症状。皮肤栓塞可见散在的小瘀点，指趾屈面可有隆起的紫红色小结节，略有触痛，此即为欧氏小结；内脏栓塞可致脾大、腹痛、血尿以及便血，有时脾大很显著；肺栓塞可有胸痛、咳嗽、咯血以及肺部啰音；脑动脉栓塞则有头痛、呕吐、失语、偏瘫、抽搐甚至昏迷等。病程久者可见杵状指、趾，但无发绀。

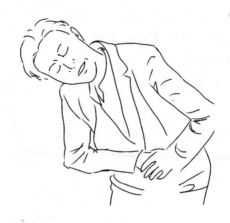

预防治疗

★心内膜炎的预防

有风湿性瓣膜病或者先天性心脏病需注意口腔卫生，及时处理各种感染病灶，施行手术或器械检查前应给予抗生素，心内膜炎往往发生于术后两周左右。

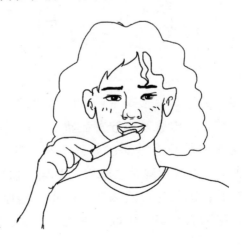

有易患因素的患者在做手术或者操作时予以预防感染的措施:

口腔上呼吸道操作或者手术者应给予针对草绿色链球菌的抗生素。

泌尿生殖及消化系统手术或者操作者应针对肠球菌用药。

★ 心内膜炎的治疗

◆ 抗生素的应用

选择抗生素要依据致病菌培养结果或对抗生素的敏感性。

应用抗生素的原则:

(1)选用杀菌剂,比如青霉素、链霉素、先锋霉素以及万古霉素等。

(2)剂量要大。按体外杀菌浓度的4~8倍给药。如果做杀菌滴价测定,以患者血清二乘积稀释加入血培养出来细菌,如1:8或者更高滴价无菌生长,表示抗生素有效和剂量已足。

(3)疗程要够。通常需4~6周,对抗生素敏感性差的细菌或有并发症的顽固病例可延长到8周。

(4)尽早治疗。在连续血培养4~6次后即开始试验治疗,依据临床特点及可能的感染途径,致病菌可选用两种不同抗菌谱的抗生素联合应用。

◆ 药物选择

(1)致病菌不明确者。β-内酰胺环类抗生素(头孢霉素、青霉素)与氨基甙类抗生素(链霉素、卡那霉素、庆大霉素)联合应用对大多数细菌有杀灭作用,所以可首先选用。

(2)致病菌为革兰阳性球菌时,可以选用前述药物联合治疗。

（3）革兰阴性杆菌感染，也可选用头孢霉素。

（4）霉菌感染可用二性霉素，首次 10mg 加入液体中静滴，后每次增加 5～10mg/d，直至 0.5～1mg/（kg·d），总剂量达 3.0g，共 6 周。

◆手术治疗

以下情况需考虑手术治疗：

（1）人工瓣膜置换术后感染，内科治疗不能控制。

（2）瓣膜穿孔，破裂，腱索离断，发生难治性急性心力衰竭。

（3）并发细菌性动脉瘤破裂或者四肢大动脉栓塞。

动脉瘤

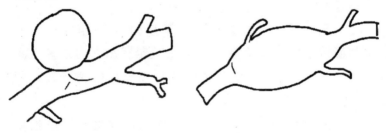

囊状动脉瘤　　　　　　　梭形动脉瘤

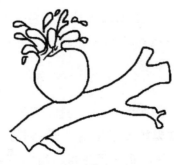

动脉瘤破裂

（4）先天性心脏病发生感染性心内膜炎，经过系统治疗，仍不能控制时，手术应在加强支持疗法及抗生素控制下尽早进行。

日常保养

由于本病的发热是由感染所引发，所以若要有效地控制体温，必须首先控制感染。此外应加强护理，注意休息，注意饮食营养。

◆注意适当休息，勿过劳，要掌握动静结合，休息好，利于身体的恢复；适当运动可以增强体力，增强抗病能力，二者相结合，可更好的恢复。

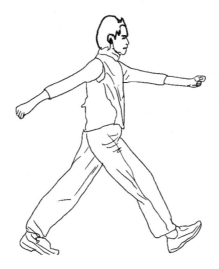

◆饮食宜忌

（1）宜食用易消化吸收的蛋白质食物；宜食用可增加免疫功能的食物；高维生素饮食；高热量饮食。

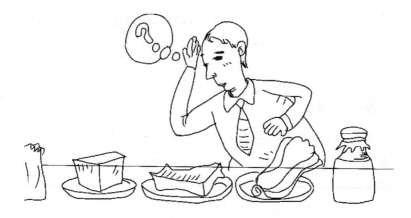

（2）忌辛辣刺激性食物；少吃油腻过重的食物；忌食用发物。

十二　心包疾病

心包疾病，可由急性心包炎发展而来，也可急性期症状不明显。因为心包疾病几乎是周身疾病的一部分，所以全身病因的去除与治疗十分重要。

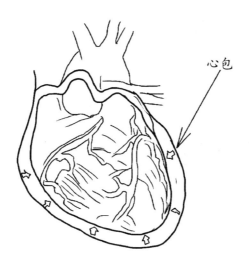

心包

★急性心包炎

急性心包炎是心包膜的脏层与壁层的急性炎症，可以同时合并心肌炎与心内膜炎，也可以作为唯一的心脏病损而出现。

★慢急性心包炎

在急性心包炎之后，可在心包上留下瘢痕粘连和钙质沉着。多数患者只有轻微的瘢痕形成与疏松的或局部的粘连，心包无明显的增厚，不会影响心脏的功能，叫做慢性粘连性心包炎，在临床上无重要性。部分患者心包渗液长期存在，形成慢性渗出性心包炎，可能为急性非特异性心包炎的慢性过程，主要表现为心包积液，预后良好。少数患者由于形成坚厚的瘢痕组织，心包失去伸缩性，明显地影响心脏的收缩和舒张功能，叫做缩窄性心包炎，它包括典型的慢性缩窄性心包炎与亚急性渗液性缩窄性心包炎，而后者在临床上既有心脏压塞又有心包缩窄的表现，并最终演变为典型的慢性缩窄性心包炎。

认识疾病

 心包结构

（1）浆膜心包。可分为脏层与壁层。脏层覆于心肌的外面，又叫做心外膜，壁层在脏层的外围。脏层与壁层在出入心的大血管根部相移行，两层之间的腔隙叫做心包腔，内含有少量浆液，起润滑作用，可减少心在搏动时的摩擦。

（2）纤维心包。又称为心包纤维层，是一纤维结缔组织囊，贴于浆膜心包壁层的外心包面，向上与出入心的大血管外膜相移行，向下与膈的中心腱紧密相连。纤维心包伸缩性小，比较坚韧。

★心包疾病的发病机制

◆急性心包炎的发病机制

心包渗液引起心包腔内压力上升，当达到一定程度时就限制心脏的扩张，心室舒张期充盈量减少，心搏量降低。心包腔内压力进一步增高，心搏量下降至临界水平时，代偿机制衰竭，升高静脉压已不能增加心室充盈，不再增加每分钟心排血量，导致动脉压下降，循环衰竭而产生急性心包堵塞。心包堵塞症状，取决于渗液积聚速度。比如渗液快速增加，心脏来不及代偿，即可导致心包堵塞。心包堵塞时，吸气时脉搏强度可明显减弱或者消失，引起原因有：

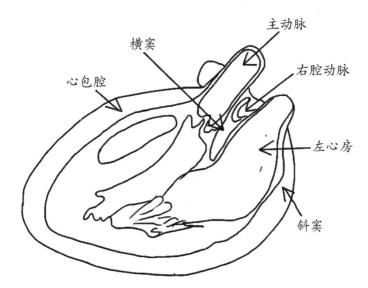

（1）心包渗液限制右心室充盈，排血量减少，肺静脉回流减少，致使左心室充盈也减少。

（2）吸气时右心室血液充盈增加，体积增大，室间隔向后移位，致使左心室容积和充盈减少。

（3）吸气时膈肌下降牵拉心包，造成心包压力更加增高，进一步减少左心室充盈。

三种原因导致左心室排血量锐减，动脉压下降而出现奇脉。

◆慢性缩窄性心包炎的发病机制

缩窄性心包炎主要的病理生理变化是因为缩窄的心包限制双侧心室的正常活动。患病早期，主要表现为心室舒张晚期心脏舒张受到限制，随病情进展，舒张中期也会受到明显影响。左心室舒张期间，心室内压快速升高，左、右心室回流血液受阻，静脉压升高，主要表现为颈静脉怒张、肝肿大、腹水、胸水及全身水肿，有少数病人可出现脾肿大。心排血量要比正常略低，每搏量明显减少。在体力活动时或在严重缩窄时，主要借助增加心率来维持每分钟心排血量。在房室沟及大血管根部出现环形缩窄时，可产生相应部位的瓣膜功能障碍的杂音和体征。腹水及周围水肿的程度不成比例为慢性缩窄性心包炎的一大特点。腹水产生的机制有下列三点：

（1）膈肌面的心包粘连影响淋巴回流。

（2）肝脏阻性充血，肝静脉回流受阻。

（3）血浆白蛋白降低。

★ 心包疾病的病因

◆急性心包炎的病因

急性心包炎可由各种原发的内外科疾病所导致，也有部分病因至今不明。其中以非特异性、结核性、化脓性以及风湿性心包炎较为常见。国外资料表明非特异性心包炎已成为成年人心包炎的主要类型，其病因尚不完全清楚，但是病毒感染及感染后发生的变态反应可能为其病因之一，也有认为是病毒直接作用的结果。国内报告则以结核性心包炎居多，其次是非特异性心包炎。恶性肿瘤和急性心肌梗死造成的心包炎在增多。随着抗生素及化学治疗的进展，结核性、化脓性和风湿性心包炎的发病率已明显减少。除系统性红斑狼疮性心包炎之外，男性发病率明显高于女性。

（1）感染性心包炎

①细菌性：如肺炎球菌，葡萄球菌、链球菌以及革兰阴性败血症，脑膜炎双球菌、土拉菌病、淋球菌、嗜肺军团菌及结核分枝杆菌等。

②病毒性：如柯萨奇、埃可、腺病毒、流感、HIV 感染及少见的传染性单核细胞增多症、流行性腮腺炎、水痘、脊髓灰质炎、乙型肝炎和巨细胞病毒等。

 巨细胞病毒

巨细胞病毒（CMV）为一种疱疹病毒组 DNA 病毒。分布广泛，其他动物皆可遭受感染，引起以生殖泌尿系统、中枢神经系统以及肝脏疾患为主的各系统感染，从轻微无症状感染直到严重缺陷或死亡。巨细胞病毒也称细胞包涵体病毒，因为感染的细胞肿大，并具有巨大的核内包涵体，故名。

③真菌性：如组织胞浆菌、放线菌、奴卡菌以及念珠菌等。

④其他：如立克次体、螺旋体、肺吸虫、支原体、阿米巴原虫和包囊虫、弓形虫病等。

（2）非感染性心包炎

①特发性心包炎综合征。

②新生物：原发性如间皮瘤、肉瘤等；继发性如肺癌、乳腺癌以及淋巴瘤等。

③外伤性：包括医源性。

④肾病性：尿毒症。

⑤放射性：肿瘤放疗后如乳癌及霍奇金病放疗后。

⑥其他：甲状腺功能减退、主动脉夹层、胆固醇性、乳糜性、糖尿病性以及心脏手术后及药物引起等。

乳腺癌

（3）过敏性心包炎：如血清病、过敏性肉芽肿以及过敏性肺炎等。

（4）结缔组织病性：如胶原血管性疾病、风湿热、类风湿性关节炎、皮肌炎、系统性红斑狼疮、血清病、硬皮病等。

（5）不明原因或者各种综合征引起的心包炎：心包切开综合征、心肌梗死后综合征等。

◆慢性缩窄性心包炎的病因

缩窄性心包炎继发于急性心包炎，有时临床上可以观察到急性转变为缩窄性的发展过程，但多数病例急性阶段症状不明显，当缩窄性心包炎的表现明显时往往已失去原有疾病的病理特征，所以很多患者病因不能肯定。在肯定的病因中结核性心包炎占多数，非特异性心包炎为其次，放射治疗和心脏直视手术造成者在逐渐增多，少数为化脓性心包炎和创伤性心包炎。

★ 心包疾病的症状

◆急性心包炎的症状

（1）胸骨后、心前区疼痛。主要见于炎症变化的纤维蛋白渗出阶段。胸骨后，心前区疼痛为急性心包炎的特征，可为剧痛、刀割样痛；也可以是钝痛或者压迫样感。心前区疼痛常于体位改变、深呼吸、咳嗽、吞咽、卧位，特别是当抬腿或左侧卧位时加剧，坐位或前倾位时减轻。疼痛一般局限于胸骨下或心前区，常放射到左肩、背部、颈部或者上腹部，偶向下颌、左前臂和手放射，类似心肌缺血的放射痛。右侧斜方肌嵴的疼痛系心包炎的特有症状，但是不常见。有的则轻微或者完全无痛，比如结核性及尿毒症性心包炎；有的心包炎疼痛较明显，如急性非特异性心包炎。心肌缺血引起的心绞痛则往往逐渐发生，为闷压感，多位于胸骨后或者心前区，向左肩、左上臂内侧放射，不受呼吸及体位的影响，硝酸甘油舌下含服有效，持续时间一般＜30分钟，除非伴有不稳定心绞痛。

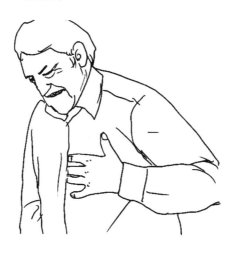

（2）心脏压塞的症状。可出现呼吸困难、面色苍白、烦躁不安、乏力、发绀、上腹部疼痛、浮肿，甚至休克。

 发绀

发绀指的是血液中去氧血红蛋白增多使皮肤和黏膜呈青紫色改变的一种表现，也可叫做紫绀。这种改变常发生在皮肤较薄，色素较少和毛细血管比较丰富的部位，如唇，指（趾），甲床等。发绀的原因多由心、肺疾病引起呼吸功能衰竭、通气以及换气功能障碍、肺氧合作用不足导致 SaO_2 降低所致。

（3）心包积液对邻近器官压迫的症状。肺、气管、支气管以及大血管受压迫可引起肺淤血，肺活量减少，通气受限制，从而加重呼吸困难，致使呼吸浅而快。患者常自动采取前倾坐位，使心包渗液向下及向前移位，以使压迫症状减轻。气管受压可产生咳嗽和声音嘶哑。食管受压可出现吞咽困难症状。

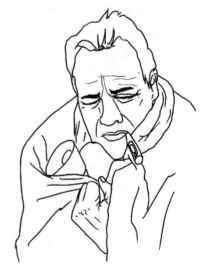

（4）全身症状。心包炎本身亦可引起发冷、发热、心悸、出汗、食欲不振以及倦怠乏力等症状，同原发疾病的症状常难以区分。

◆慢性缩窄性心包炎的症状

（1）呼吸困难 劳累后呼吸困难是缩窄性心包炎的早期表现，随病情加重，可出现休息时的呼吸困难甚至端坐呼吸，同心排量减少、肺淤血及大量的胸、腹水有关。

（2）疲倦、乏力以及活动能力降低。

（3）腹部症状 腹胀及腹痛等，与腹部脏器淤血及腹水有关。

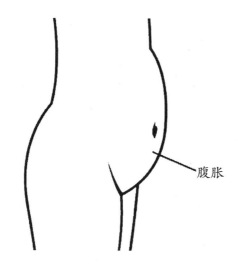

腹胀

预防治疗

★急性心包炎的预防

◆心包炎的预防

积极控制结核病及 HIV 的流行能显著减少结核性和 HIV 相关的心包炎发病率；急性心肌梗死患者早期冠脉再灌注治疗能够减少梗死面积和心包炎发生率；积极治疗各种肾脏疾病，避免发展成终末型肾病是减少尿毒症性心包炎最经济有效的措施。各种疾病如果出现急性心包炎，尚无有效措施预防其发展成心包积液或心包填塞。

◆慢性缩窄性心包炎的预防

慢性心包炎可由于急性心包炎治疗不彻底发展而来，所以临床上对急性心包炎的治疗要及时且彻底，可防止慢性心包炎的发生。另外在发生慢性心包炎时，也要积极治疗，避免形成慢性缩窄性心包炎，这几个疾病是一个逐渐发展的过程，所以任何一方面都需要进行及时的治疗。

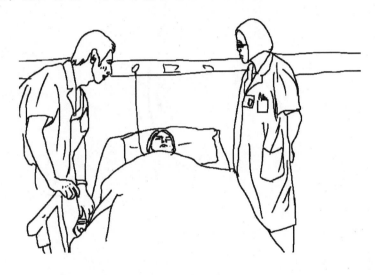

★ 心包疾病的治疗

◆急性心包炎的治疗

（1）一般治疗

①卧床休息直到发热和胸痛消失，气急时取半卧位。

②有渗液时，根据情况需要做心包穿刺。

（2）病因治疗

①结核性心包炎。应尽早进行抗结核治疗，药物使用应

遵循早期、适量、联合、规律以及全程的原则，一般采用三种抗结核药物联用，疗程不少于1年，避免由于治疗不彻底而复发。渗出性者在有效抗结核药物应用的同时，可以加用糖皮质激素，以促进渗液吸收，减少心包粘连。

②急性非特异性心包炎。胸痛严重时用镇痛剂，可以用肾上腺皮质激素。

③风湿性心包炎。给予抗风湿治疗，主要应用水杨酸制剂及糖皮质激素，并注意控制链球菌感染。

④化脓性心包炎。针对病原菌给予大剂量抗生素。依据病情抗生素疗效不显著时，应及早做心包穿刺排脓或者手术引流。

⑤尿毒症、心肌梗死、恶性肿瘤以及胶原病等引起的心包炎，主要对病因治疗。

（3）解除心脏压塞。心包渗液比较多，应及时进行心包穿刺抽液，解除心脏压塞。抽液不可过快。

（4）手术治疗。当化脓性心包炎抗生素疗效不佳，脓液黏稠，心包穿刺抽脓困难时，可以施行心包切开引流。

◆慢性狭窄性心包炎的治疗

一旦确诊，宜早期行心包剥离术，以免晚期心肌萎缩，影响术后的效果，结核性缩窄性心包炎术前应行2~4周抗痨治疗。

日常保养

★心包炎日常注意事项

◆心包炎病人的机体抵抗力减弱，应加强营养，注意充分休息。

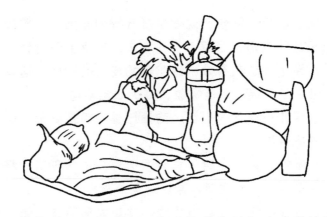

◆继续进行药物治疗，病人要学会如何正确服药和观察疗效及副作用。

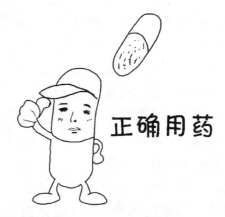

◆大多数心包炎可以治愈。结核性心包炎病程比较长，病人应坚持治疗；而急性非特异性心包炎则易复发，部分病人可以演变为慢性缩窄性心包炎。

◆定期复查。

★心包炎患者日常饮食注意事项

◆给予高热量饮食

　　高热量饮食是在平常饮食基础上，另外供给高的碳水化合物食品以增加热量。通常在三餐基本饭食以外，可在上、下午或者晚间各加点心一次。有条件的可采用牛乳、豆浆以及藕粉等甜食，另加蛋糕、面包、饼干之类。

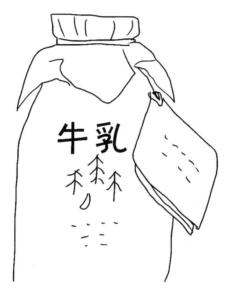

　　◆给予高蛋白饮食。
　　富含蛋白质的食物可分为豆类、山产类、动物内脏、肉类、水产类、家禽类、蛋类等。通常来说，一块像扑克牌大小的煮熟的肉约含有 60～70g 的蛋白质，一大杯牛奶约有 16～20g，半杯的各式豆类约含有 12～16g。因此一天吃一块像扑克牌大小的肉，喝两大杯牛奶，一些豆子，加上少量来自于蔬菜水果和饭，就可以得到大约 120～140g 的蛋白质，足够一个体重 60kg 的长跑选手所需。如果需求量比较大，可以多喝一杯牛奶，或是酌量多吃些肉类，就可获得充分的蛋白质。

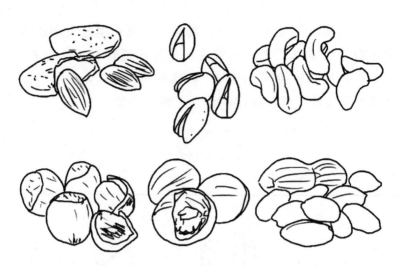

◆给予易消化的饮食。

易消化的食物有：青菜，豆腐，鲜奶，绿豆粥，各类蛋，鱼，瓜类，像冬瓜、丝瓜、苦瓜、水瓜、黄瓜，还有西红柿、白菜等。助消化的食物，如萝卜，山楂，汤菜等。

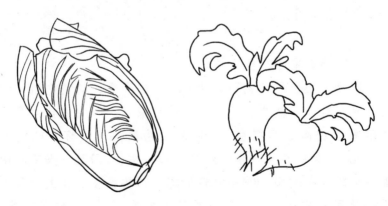

十三　原发性心肌病

心肌病（DDM）为一组由于心脏下部分腔室（即心室）的结构改变和心肌壁功能受损所导致的心脏功能进行性障碍。发病原因不明，通常认为与病毒感染、自身免疫、遗传、药物中毒以及代谢异常等有关，不包括病因明确的或继发于全身疾病的特异性心肌病。

依据病理生理、病因学和发病因素将心肌病分为4个病态：

（1）扩张型心肌病：左心室或者双心室扩张，有收缩功能障碍。

（2）肥厚型心肌病：左心室或双心室肥厚，一般为非对称性室间隔肥厚。

（3）限制型心肌病：单或双心室舒张功能低下及舒张容积减小，室壁不厚，收缩正常。

（4）致心律失常型右室心肌病：右心室进行性纤维脂肪变。

心肌病常见的并发症有心律失常、栓塞、心衰、感染性心内膜炎及猝死。

（1）感染性心内膜炎和猝死多发生于有心肌肥厚者。

（2）栓塞多发生于心肌纤维化及收缩力下降、合并心房颤动、久卧不动或者用利尿药的患者中。

（3）猝死为常见的致命性并发症。

认识疾病

★原发性心肌病的发病机制

◆扩张型心肌病

心脏重量增加，各心腔扩大，心肌灰白而松弛；室壁厚度近乎于正常，心内膜也可增厚，可有心腔内附壁血栓，常有心肌纤维化，也可心壁成片受损，心脏起搏系统也可受侵。

显微镜下可见心肌纤维肥大，细胞核固缩、变形或者消失，胞浆内有空泡形成。纤维组织增多，心肌纤维可被条索状纤维组织分割，心内膜中胶原与弹性纤维增多，可见有不同程度的退行性变，多为心肌细胞溶解，特别是病程长的病例。电镜下可见心肌细胞的线粒体肿胀，嵴断裂或者消失，肌浆膜间隙扩大，有纤维状物质及颗粒状脂褐素；肌原纤维可消失。

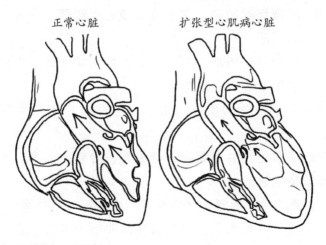

正常心脏　　　　　　　　扩张型心肌病心脏

◆肥厚型心肌病

（1）肥厚型梗阻性心肌病：室间隔高度肥厚向左心室腔内突出，收缩时造成左心室流出道梗阻。

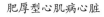
正常的心脏　　　　肥厚型心肌病心脏

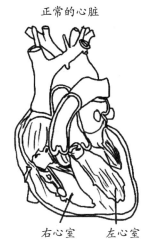
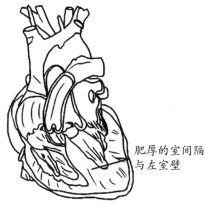

肥厚的室间隔
与左室壁

右心室　　　左心室

（2）肥厚型非梗阻性心肌病：室间隔肥厚程度比较轻，收缩期不造成左室流出道明显梗阻。

◆限制型心肌病

在浸润性病变所致的限制型心肌病中，有淀粉样变性、类肉瘤、血色病以及糖原累积症等种类。

血色病

血色病，患者体内非血红蛋白铁的总量高达 $20 \sim 40g$（正常约 $1g$）。而这些过多的铁以含铁血黄素等形式主要沉积于肝、胰、心和肾上腺，其次沉积于皮肤、滑膜、肾、脾以及其他器官，造成各受累组织、器官不同程度的纤维增生及间质细胞损害，导致器官功能不全及功能衰竭等。组织中铁沉积过多，受累器官有纤维化病变及功能损害的全身性疾病。在临床上以皮肤色素沉着和其他组织的铁中毒现象为主要特点。

◆致心律失常型右室心肌病

（1）遗传因素：对部分家族性发病情况的调查显示，本病的发生同遗传因素有一定关系，常是由于伴随外显率降低的常染色体显性遗传突变所致。

（2）代谢异常：虽然有研究提示本病为一种遗传性疾病，但较多病人并无家族史，所以有人认为本病是一种代谢性疾病，右心室的心肌细胞进行性地被纤维脂肪组织替代，以骨骼肌进行性变性为特征的肌萎缩症可以看作是本病的对应性疾病。

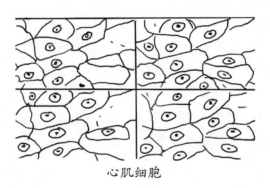

心肌细胞

（3）心肌炎：有报道少数致心律失常型右室心肌病病人心肌的病理改变酷似心肌炎。这可能是既往心肌的炎症性病变特征随时间推移已基本或者完全消退，最终使心肌被纤维脂肪组织所替代的缘故。

（4）室性心律失常与运动：右室壁伸展和儿茶酚胺分泌增多似可解释本病患者常在运动时诱发左束支阻滞型室性心动过速。

★原发性心肌病的病因

◆扩张型心肌病

（1）病毒感染免疫反应学说：认为心肌病是在病毒感染后发生的免疫性心肌损害所引起，是扩张型心肌病的主要发病学说。

（2）心肌内小冠状动脉分支的病变，造成痉挛和阻塞所致。

（3）有些病例有心肌代谢过程中某些酶的缺乏也可能是其机理之一。

（4）部分病例和营养障碍有关，比如食物中缺乏微量元素硒可能引起心肌改变。

◆肥厚型心肌病。目前认为该病与遗传有关。

◆限制性心肌病病因未明。

◆致心律失常型右室心肌病

（1）遗传因素。本病的发生与遗传因素有一定关系，常是因为伴随外显率降低的常染色体显性遗传突变所致。

（2）个体发育异常学说。该学说认为右心室病变系右心室先天性发育不良所造成，形态学上表现为右心室壁极薄，类似于 Uh1 畸形的羊皮样外观，心肌纤维缺如或者消失，代之以脂肪纤维组织。多见于青壮年或者儿童。据此，本病应是一种先天性大体心脏结构异常，多数患者并无家族史。支持这种观点的人将致心律失常型右室心肌病叫做右心室发育不良。

（3）退变或变性学说。该学说认为右心室心肌缺损是因为某种代谢或超微结构缺陷引起的进行性心肌细胞变性坏死的结果。以骨骼肌进行性变性为特征的肌萎缩征可以看作本病的对应性疾病。

（4）炎症学说。认为心肌被脂肪组织代替是慢性心肌炎造成的后天性损伤（炎症、坏死）和修复过程演进的结果。

动物实验证实，柯萨奇 B3 病毒和木瓜病毒感染时可呈相同变化。

★原发性心肌病的症状

◆扩张型心肌病

以充血性心力衰竭为主，其中以气急及浮肿最为常见。最初在劳动或者劳累后气急，以后在轻度活动或休息时也有气急，或者有夜间阵发性气急，并常见头晕，心前区疼痛等症状，少数患者有晕厥，各种心律失常都可见到，还可发生栓塞和猝死。

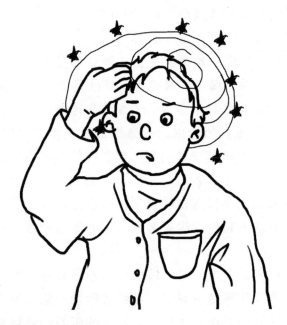

◆肥厚型心肌病

起病多缓慢。约有 1/3 的患者有家族史，症状大多开始于 30 岁以前，男女同样罹患。主要症状为：

（1）呼吸困难，多在劳累之后出现。

（2）心前区疼痛，也多在劳累后出现，似心绞痛，但可不典型。

（3）乏力、头晕以及昏厥，多在活动时发生。

（4）心悸。

（5）心力衰竭，多见于晚期的患者，常合并有心房纤颤。

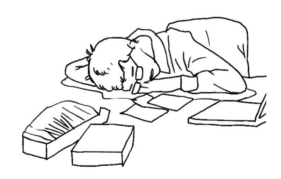

◆限制型心肌病

比较少见，多发生于南方，呈散发分布，起病较为缓慢。早期可有发热，逐渐出现乏力、头晕、气急，气急程度比扩张型心肌病为轻，以下肢水肿、腹水为突出表现。

◆致心律失常型右室心肌病

（1）患者常以症状性心律失常尤其是室性心动过速（左束支传导阻滞型）就诊，部分患者可在常规心电图检查中发现室性期前收缩，后者常起源于右心室游离壁，并且呈左束支传导阻滞图形；部分患者并存多种类型心律失常。

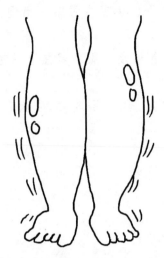

（2）有少数患者可无症状，由于常规胸部X线检查发现右心室增大而引起注意。部分儿童和青年患者首发症状为晕厥、猝死，常发生于体力活动时。

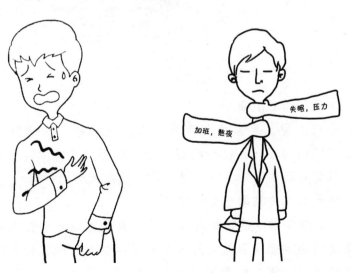

预防治疗

★原发性心肌病的预防

◆原发性心肌病的病因虽然不是很明确，但还是有一些易感因素比如患者应该预防感染，包括呼吸道及肠道感染。

◆以往得过心肌炎的患者应该定期复查，以便早期发现。

◆营养一定要均衡，某些微量元素的缺乏有可能造成原发性心肌病。

◆癌症患者服用抗肿瘤药物或者有一些精神病患者用一些抗抑郁症的药物，长期作用于心脏都会对心肌产生毒副作用。因此长期服用这些药物的患者，一旦出现了相应症状应该定期到医院进行检查。

◆原发性心肌病与遗传因素有一定的关系，因此有家族史的人应该进行定期检查。

★原发性心疾病的治疗

◆大约70%的扩张型心肌病患者，在出现症状之后5年内死亡；当其心肌壁变薄和心肌功能减退后，预后将会进一步恶化。心律失常的存在使预后更严重。总的看来，男性患者存活时间只有女性患者的一半，而黑人患者的存活时间也就只有白人的一半。大约50%的患者死亡是突然发生，推测是因为严重的心律失常所致。

◆治疗特殊病因比如酗酒和感染等，可延长生命。若酗酒是心肌病的病因，则病人应戒酒；若果患者的心肌病是由感染所致则应使用抗生素。

◆冠心病患者，心肌缺血可以引起心绞痛发作。可用硝酸盐类制剂、β阻滞剂及钙通道阻滞剂治疗。后两种药物能降低心脏的收缩力。充分的休息、睡眠以及避免紧张等可减少心脏耗氧。

◆肿大心脏的心肌壁上可形成血栓，所以常用抗凝剂来预防血栓形成。由于大多数控制心律失常的药物都不同程度地有抑制心肌收缩力的副作用，因而常建议由小剂量开始使用，根据疗效再谨慎地增加剂量。

◆血管紧张素转换酶抑制剂常被用于心力衰竭的治疗，一般同时使用一定的利尿剂。然而，除非有特别的病因可寻，否则扩张型心肌病患者心力衰竭的预后并不理想。正是因为这种不良的预后，现今进行的心脏移植手术多是针对扩张型心肌病的。

日常保养

★原发性心肌病的日常保养

◆积极治疗可能引起心肌病的原发病。

◆根据心功能情况，适当活动，但是切忌不可过累，应多休息，病情严重时应卧床休息。某些疾病可能会并发心肌病，比如冠心病、高血压以及心脏病发作。我们可以改变生活习惯以降低这些疾病的风险，比如戒烟、健康饮食并且保持理想体重、积极参加体育锻炼、避免酗酒或者吸食非法毒品。

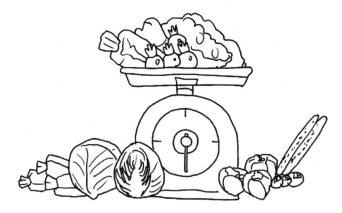

人们还可以通过如下的方式来控制高血压、高胆固醇血症甚至糖尿病，例如：定期体检、遵照医生的建议改变生活习惯、按照医嘱服药、饮食宜清淡、生活规律、有心衰时应控制钠水摄入量、避免受寒而诱发疾病加重。

★ 原发性心肌病的饮食注意事项

◆ 心肌病患者常伴有充血性心力衰竭和各种心律失常，所以心肌病患者的饮食应保证低盐饮食，每日盐摄入量以 2～5g 为宜，重度或者难治性心力衰竭应控制在每日 1g，注意钠、钾平衡，有利于避免心律失常和心力衰竭的发生。

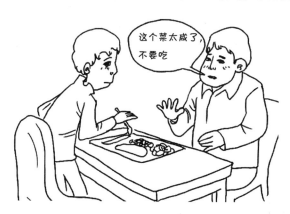

◆避免过冷、过热以及刺激性食物，不饮浓茶、咖啡等。

◆采用低热量饮食，以减轻心脏的负荷；多食新鲜蔬菜及水果，补充适量蛋白质，确保心肌营养供给。

◆一些医疗专家提醒，心肌病应多吃土豆。土豆含有较多的维生素 C 和钠、钾、铁等，尤以钾含量最为丰富，是少有的高钾蔬菜。心肌病人常吃土豆。既可补钾，又可补充糖、蛋白质、矿物质、维生素，对于心肌病的康复起到一定辅助作用。

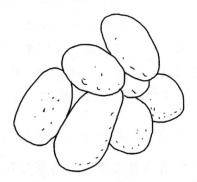

◆心肌病应多食冬枣，冬枣含有丰富的维生素和钾、钠、铁微量元素，能够维持血管壁的弹性；冬枣中还含有比较高的环磷酸腺苷，可调节免疫系统，具有增强心肌收缩力，防止心肌病的作用。

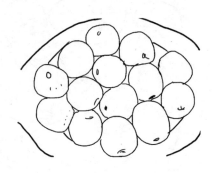

十四　血栓性静脉炎

血栓性静脉炎包括血栓性浅静脉炎和深部血栓形成。常先有静脉内血栓形成以后发生静脉对血栓的炎性反应。其病因主要为血管壁的损伤（由外伤或者静脉插管或输入刺激性液体所致）及静脉曲张引起的静脉内血液郁滞。此病的主要临床表现为沿静脉走行的红、肿、痛以及明显的压痛，并可触及索状静脉；全身反应少见。下肢静脉的压力升高。

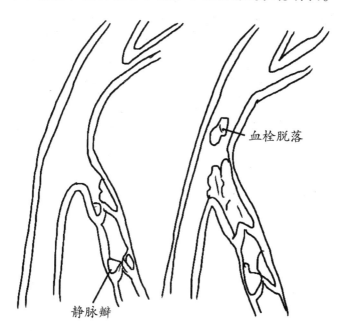

血栓脱落

静脉瓣

认识疾病

★血栓性静脉炎的发病机制

静脉和动脉管腔内都能发生血栓形成，而前者以血液凝固性增高为主要因素，后者以内膜损伤为必要条件。

血流缓慢和涡流形成是血栓形成的重要条件。比如长期卧床、肿瘤压迫、心力衰竭、静脉曲张和静脉瘤、妊娠时腹腔及盆腔内压力升高、下肢肌肉收缩无力等，都可以导致血流缓慢，促进血栓形成。其原因是缓慢的血流，使轴流变宽，有利于血小板的靠边及凝集，从而增加了与内膜接触和黏集机会；同时黏集的血小板以及在局部已经存在的少量凝血活性物质，由于血流缓慢而不能被稀释和清除，聚集在局部，达到凝血的必要浓度；再加血流缓慢时，血管内皮细胞易受损伤，发生胶原暴露，也易形成血栓。另外，静脉曲张和静脉瘤形成之后，局部血流状态发生改变，产生漩涡，使血小板自血流中析出、沉淀以及黏集，也容易引起血栓形成。

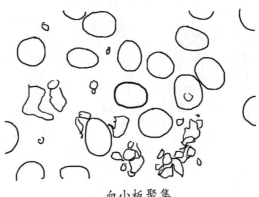

血小板聚集

血液凝固性增高。血小板或者凝血因子增多，纤溶活性降低，导致血液凝固性增高而引起血栓形成。各种原因引起的失水和失血，造成血液浓缩；血小板数量和黏性增加；纤维蛋白原、凝血酶原和其他凝血因子含量增加；晚期癌肿如胰腺癌和肺部恶性肿瘤，因为肿瘤坏死释放出凝血致活酶样物质，可激活外源性凝血系统；某些变态反应性疾病，可能造成血小板和红细胞破坏，释放血小板第 3 因子及红细胞毒素，使凝血酶原激活等，均有利于血栓形成。

血管内膜损伤。各种原因如创伤（静脉注入硬化剂、抗癌药物、高渗溶液、造影剂、静脉插管），缺氧、化学物质（吸烟、高胆固醇血症）以及感染（细菌毒素）肿瘤细胞侵犯等可引起血管内皮细胞损伤，造成粗糙不平的内皮下胶原纤维暴露，促使血小板黏集。已黏集的血小板和内皮细胞释放出 ADP 与血栓素 A_2，又进一步促使血小板黏集；同时暴露的胶原纤维激活血中第 XII 因子，进而启动内源性凝血系统，损伤内膜释放的组织凝血因子又启动外源性凝血系统，因而造成血液凝固，促使血栓形成。

身体各部位静脉均可发生静脉血栓形成，最常见的是大隐静脉和其分支，少见的有腘静脉、锁骨下静脉、头静脉，腰静脉以及胸、腹壁静脉。下肢或者上肢的浅静脉血栓形成后，因有广泛吻合支，不易发生循环障碍而产生组织水肿；相反，较大的深静脉，如髂股静脉、腋静脉和上、下腔静脉等血栓形成后，由于管腔狭窄或闭塞，妨碍血液回流，并因血栓向外端发展，引起静脉压升高，以致毛细血管及细静脉充血，组织缺氧，进而毛细血管渗透压升高，产生组织水肿。当淋巴管受压时，水肿更加显著。以后如果新血管形成或侧支循环建立，则患处血液循环得以维持，若是这些新形成结构健全，静脉回流亦得以改善（而静脉瓣受损时则较难恢复）；反之，则导致慢性静脉功能不全，出现静脉炎后综合征或是一部分血栓脱落成为栓子。

大隐静脉

　　大隐静脉起于足背静脉弓内侧端，经内踝前方，沿小腿内侧缘伴隐神经而上行，经股骨内侧髁后方约 2cm 处，进入大腿内侧部，同股内侧皮神经伴行，逐渐向前上，在耻骨结节外下方穿隐静脉裂孔，汇入股静脉，其汇入点叫做隐股点。

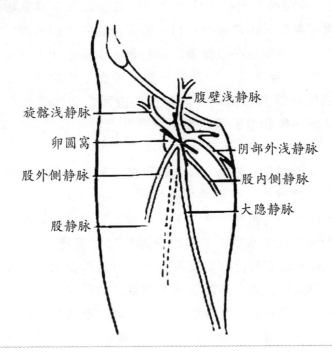

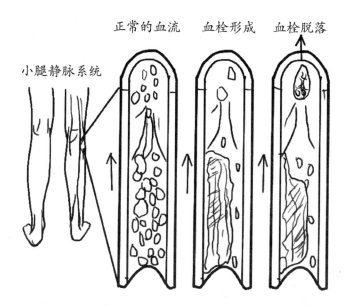

静脉血栓形成与血栓性静脉炎的区别是前者血流缓慢和血液凝固性增高起主要作用，静脉壁的变化可不明显；而后者是在静脉壁已有炎症的基础上发生血栓。在病理解剖时发现静脉腔内存在血栓，而之前并没有明显血栓性静脉炎的临床表现；相反，在血栓形成后的几小时内即可见血管壁有不同程度的炎症反应。所以临床上很难明确地将两者加以区分，于是可统称为血栓性静脉炎。

大静脉的新鲜血栓一般是混合性的。一个典型的血栓分为3部分：头部、体部以及尾部。在病变静脉内膜上由黏集的血小板及混入的白细胞形成灰白色的白血栓作为头部；再在白血栓的基础上附以更多的白细胞和纤维蛋白以及大量的红细胞，形成混合性血栓作为体部；而当已形成的血栓进一步发展充塞管腔时，局部血流停止，血液迅速凝固，形成暗红色的红血栓作为尾部。血栓的长度一般是到一个有效的血管分支处就中止。血栓形成后因为纤溶酶和中性粒细胞的蛋白分解酶的作用而溶解。在血栓形成后的 5 天内就有成纤维细胞侵入，形成新的肉芽组织，进而机化以及新的血管形成和再通。如果是结缔组织增生和瘢痕形成，则病变静脉就成为硬化性的索状损害。

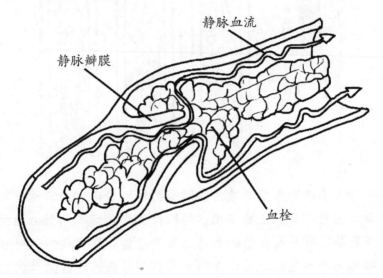

静脉血流

静脉瓣膜

血栓

不同原因所致的血栓性静脉炎的组织病理并不完全相同，比如化脓性静脉炎，其管壁炎症显著，并以中性粒细胞浸润为主；化学性静脉炎则内膜增生较为显著；肿瘤和心力衰竭所引起的静脉炎，其管壁炎症反应比较轻微；游走性血栓性静脉炎，其管壁及周围组织内成纤维细胞反应比较严重。

★血栓性静脉炎的病因

◆静脉壁损伤：如静脉穿刺插管、静脉注射刺激性液体和药物、细菌或者真菌感染。

◆静脉曲张：引起血流淤滞及静脉内膜缺氧变性。

◆其他：偶尔某些癌症或者结缔组织疾病侵及静脉。

深部静脉血栓形成的病因有：

◆静脉血流淤滞：由于手术、创伤、慢性充血性心力衰竭等严重疾病而长期卧床，下肢静脉曲张或各种原因导致的长期静坐。

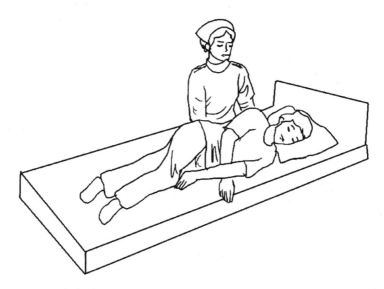

◆血液高凝状态：如烧伤、创伤或者严重脱水等引起的血液浓缩，真性红细胞增多症、血小板增多症、败血症、分娩、急性心肌梗死或者女性长期口服避孕药等。

◆静脉壁损伤：多由做介入性诊治操作等造成。

★血栓性静脉炎的症状

◆浅表性血栓性静脉炎

临床上常将其分为浅表性良性血栓性静脉炎与游走性血栓性静脉炎两种。其区别主要是除病因外，前者多累及一条静脉并继续向上发展；而后者无一定形式，常常是一条或几条静脉同时或先后受累，此起彼伏地反复发作。

（1）浅表性良性血栓性静脉炎：浅表性良性血栓性静脉炎，按其发病原因分为：静脉注射硬化剂、高渗溶液以及抗癌药物等，在内膜上引起化学性刺激，导致广泛性损伤，产生静脉炎并导致血栓形成的，叫做化学性静脉炎。由静脉注射、长期插塑料管、打击以及扭伤等机械性损伤引起的局限性静脉炎称外伤性静脉炎等。

浅表性良性血栓性静脉炎多见于下肢的大隐静脉及其分支和上肢的静脉，常限于一条静脉，严重时向近端及其大的分支发展。急性发作时可以沿病变静脉触及疼痛和压痛的皮下硬索。或者呈节段性分布的卵圆形结节。累及周围组织时发生静脉周围炎，以致相邻皮肤红肿和温度升高，可随皮肤移动。发病后可能有轻度全身性症状，但白细胞通常不升高。痊愈时疼痛减轻，红肿消退，留下色素沉着斑或者皮下硬索。当侧支循环建立和再通时，硬索亦可能逐渐消失。因系浅静脉病变，血液回流一般不受影响。因此不引起肢端水肿，如果并发深静脉病变或累及静脉瓣时，则可能发生严重组织水肿与慢性静脉功能不全的表现。

（2）游走性血栓性静脉炎：主要累及浅静脉，而脑、肝、肾、肠系膜以及肺等的深静脉亦可发生，但一般以下肢、臀以及腹壁为常见。表现为节段性皮下硬索或硬结，有疼痛和压痛。相邻皮肤红肿，2～4周后消退，遗留色素沉着斑，而在另一条或者另一段静脉又发生新的损害。于是一部分消退，一部分新发，以致几个部位存在不同期的损害。

◆深静脉血栓形成

按其发生部位和病情不同可分为以下两种：

（1）小腿深静脉血栓形成：常发生于小腿深部静脉，如胫后静脉及腓静脉等。机化的血栓可能引起局部静脉阻塞和炎症反应，由于血栓范围通常较小，炎症较轻，对血液回流也不大。其症状一般不甚明显。通常是在活动后自觉腓部肌肉沉重及疼痛，严重时有抽痛。少数患者在血栓向近侧扩展影响主干静脉时才会有明显症状，如产生明显的组织水肿、局部症状以及发热。特征性的表现是腓肠肌处疼痛和压痛。

（2）髂、股血栓性静脉炎。典型表现是：

①整个下肢弥漫性水肿。

②皮下静脉怒张和皮肤青紫。

③股三角区压痛。常有发热、心动过速和白细胞数增高等。

预防治疗

★血栓性静脉炎的预防

着眼于发生肺栓塞的严重威胁，对所有发生深静脉血栓形成的高危患者都应提前进行预防。

股骨头骨折、较大的骨科或者盆腔手术，中老年人若有血黏度增高等危险因素，在接受超过 1 小时的手术前大多采用小剂量肝素预防。

术前 2 小时皮下注射肝素 5000U，以后每 8～12 小时一次，直到患者起床活动。

急性心肌梗死用肝素治疗也同时对预防静脉血栓形成有利。华法林及其他同类药物也可选用。

对于有出血倾向者可用右旋糖酐 40。阿司匹林等抗血小板药没有预防作用，对于明显有抗凝禁忌者，应采用保守预防方法，包括早期起床活动，穿弹力长裤。

定时充气压迫腓肠也有较好的效果，但是患者多难以接受。

深静血栓形成深静脉血栓形成在临床上受到重视是因为其严重的致死并发症——肺栓塞，以及遗留的慢性静脉功能不全综合征。

★ 血栓性静脉炎的治疗

◆ 一般治疗

卧床休息以减轻疼痛，并且可使血栓与血管内膜黏紧防止脱落，但要注意足及趾部活动；抬高患肢以利下肢静脉回流，其位置宜高于心脏水平，并且使膝关节处于放松之屈曲位；局部热敷，应用抗生素以控制感染；使用弹性绷带压迫静脉，增加血液回流以使水肿减轻。

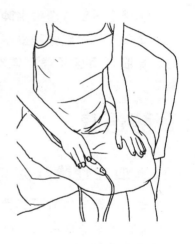

◆ 溶栓疗法

适用于病程不超过3天的深静脉血栓形成患者，常用尿激酶与链激酶两种，其中前者不良反应较少，静脉滴注1.5万~4万U，每12小时1次，共7~10天，然后采用抗凝疗法。

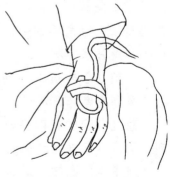

◆ 抗凝疗法

适用于病期超过3天的深静脉血栓形成患者或者是作为

手术后及溶栓疗法之后的应用，以预防血栓形成和复发。常用肝素及香豆素衍化物。前者每天2万～2.5万U；后者可选用华法林，首日量20mg，次日减半，第3天再减半作维持量，约2个月，以使凝血酶原值能维持在25%。

◆ 祛聚疗法

作用是避免血小板聚合和减低血液黏稠度。适用于浅表性血栓性静脉炎，也可以作为其他疗法的辅助治疗及预防性应用。常用静脉滴注右旋糖酐40（低分子右旋糖酐），口服双嘧达莫（潘生丁）25mg和阿司匹林0.3g，3次/日。

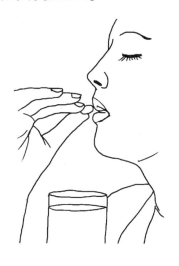

◆ 手术疗法

适用于原发在髂股静脉的血栓形成而病期不超过48小时的患者，进行 Fogarty 导管的取栓术，术后再用抗凝疗法2个月，以防止再发。

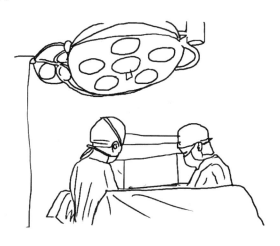

日常保养

★ 血栓性静脉炎的保养

◆长期卧床者，应进行深呼吸及咳嗽等运动，以促进血液循环；如果是输液患者应尽可能避免用刺激性液体。

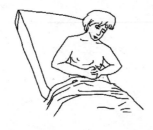 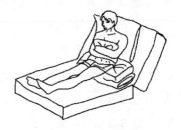

咳嗽运动（以手固定）　　　　咳嗽运动（以枕头固定）

◆手术后鼓励患者经常做深呼吸运动，下肢特别是足伸展运动，早日下床活动。

◆积极治疗下肢静脉曲张。

◆小腿已有静脉血栓形成者应及早进行处理，以防止血栓向近端发展。

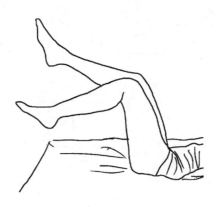

★血栓性静脉炎的饮食原则

◆饮食宜清淡多汁，营养丰富且容易消化，忌食辛辣、肥腻之物，如辣椒、花椒、大蒜、胡椒等。

◆经常食用新鲜水果、蔬菜、植物籽、生坚果、大豆制品及全谷食物，以满足机体对各种营养素的需要。

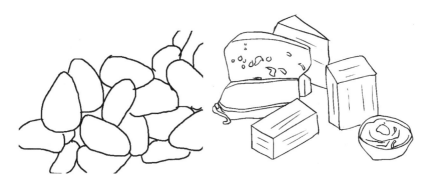

◆宜多食用生姜，可以促进血液循环、净化血管、稳定血压。

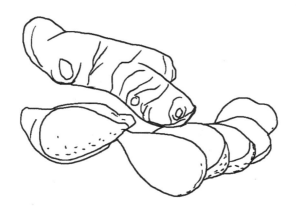

◆多喝银杏茶水，可改善微循环和大脑功能，具有抗氧化作用。

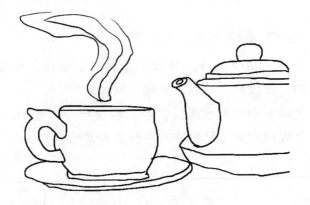

◆严禁食用任何乳制品、煎炸食物、盐腌食物及加工食品。

◆忌食生冷之物，如冰棍、汽水以及凉菜等。

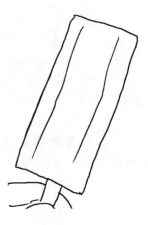

十五　高脂血症

　　脂肪代谢或运转异常导致血浆一种或多种脂质高于正常称为高血脂症。高血脂症是一种全身性疾病，指的是血中胆固醇（TC）和／或甘油三酯（TG）过高或者高密度脂蛋白胆固醇（HDL-C）过低，西医学叫做血脂异常。脂质不溶或微溶于水，必须与蛋白质结合以脂蛋白形式存在，所以高血脂症通常为高脂蛋白血症。目前公认高血脂症，包括高胆固醇血症、高甘油三酯血症以及复合性高血脂症。

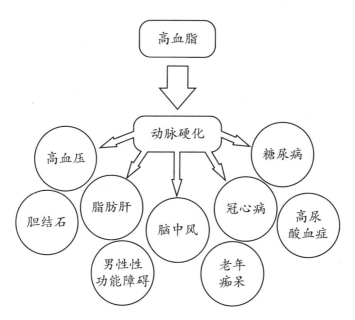

认识疾病

★ 高脂血症的发病机制

低密度脂蛋白受体亦称为 Apo B、E 受体，是一种细胞外表糖蛋白，以肝细胞含量为最多。低密度脂蛋白受体基因位于人类第 19 号染色体，家族性高胆固醇血症发病的原因是低密度脂蛋白受体基因的天然渐变。已发现数十种低密度脂蛋白受体基因渐变，可以分为五大类。

◆ Ⅰ类渐变

高脂血症其特点是渐变基因不发生可测定的低密度脂蛋白受体，细胞膜上没有低密度脂蛋白受体存在，为最经常见的渐变类型。

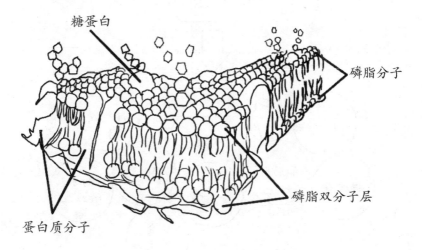

糖蛋白

磷脂分子

磷脂双分子层

蛋白质分子

◆ Ⅱ类渐变

其特点为渐变基因组成的低密度脂蛋白受体在细胞内成熟和运输妨碍，细胞膜上低密度脂蛋白受体明显削减，也比较常见。

◆ Ⅲ类渐变

其特点是渐变基因组成的低密度脂蛋白受体可到细胞外表，但是不与配体连系。

◆ Ⅳ类渐变

此类渐变为成熟的低密度脂蛋白受体抵达细胞外表之后虽能连系低密度脂蛋白，但不呈现内移。

◆ Ⅴ类渐变

其特点为低密度脂蛋白受体的组成与低密度脂蛋白的连系以及这以后的内移都正常，但是受体不再轮回到细胞膜上。

◆ 分歧

高脂血症种族，低密度脂蛋白受体渐变的发作有差别，比如 French-Canadians 的杂合子家族性高胆固醇血症中，受体基因缺陷所导致的渐变约占 60%。低密度脂蛋白受体的缺陷最凸起的异常是低密度脂蛋白在血浆中分解减慢。当低密度脂蛋白受体正常时，局部中心密度脂蛋白可以直接被肝脏低密度脂蛋白受体摄取而分化，而在家族性高胆固醇血症，低密度脂蛋白不被分化，使更多的中心密度脂蛋白转化成为低密度脂蛋白。

★ 高脂血症的病因

高脂血症是一类比较常见的疾病，除少数由于全身性疾病所致外（继发性高脂血症），绝大多数是因遗传基因缺陷（或与环境因素相互作用）导致（原发性高脂血症）。

继发性高脂血症是继发于其他疾病，如糖尿病、甲状腺功能低下、肾病综合征、原发性胆汁肝硬化、肥胖症、酒精中毒以及胰腺炎及痛风等。另外，噻嗪类利尿剂、孕激素、类固醇激素亦能干扰正常血脂代谢而导致血脂紊乱。

原发性高脂血症指的是原因不明的高脂血症，一般认为它与环境及遗传两大因素有关，多数情况是两者相互作用的结果。轻至中度血脂异常多是因为环境因素所致，最常见的原因是高饱和脂肪酸及高胆固醇饮食；明显的血脂异常多数是遗传因素所致。饮食因素作用比较复杂，高脂血症患者中有相当大的比例是同饮食因素密切相关的。糖类摄入过多，可影响胰岛素分泌，加速肝脏极低密度脂蛋白的合成，易导致高甘油三酯血症。胆固醇和动物脂肪摄入过多与高胆固醇血症形成有关，其他膳食成分（比如长期摄入过量的蛋白质、脂肪、碳水化合物以及膳食纤维摄入过少等）也与本病发生有关。

★ 高脂血症的症状

◆黄色瘤

黄色瘤是一种异常的局限性皮肤隆凸起，其颜色可以为黄色、橘黄色或者棕红色，多呈结节、斑块或丘疹形状，质地一般柔软。主要是因为真皮内集聚了吞噬脂质的巨噬细胞（泡沫细胞）又名黄色瘤细胞。

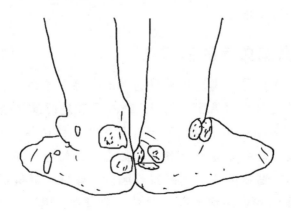

◆视力下降

高脂血症在眼睛内部造成的病变，其后果比皮肤或肌腱等部位的黄色瘤严重得多，是引起视网膜血栓形成的最为常见的原因。当患者有严重的高脂血症时，血液中含有大量富含甘油三酯的脂蛋白，可导致视网膜血管颜色变淡而接近乳白色。而这些脂蛋白有可能进一步从毛细血管中漏出，这就是视网膜脂质渗出，在视网膜上呈现出黄色斑片。若脂质渗出侵犯到黄斑时则可严重影响视力。高脂血症还可造成视网膜静脉血栓形成，其后果更加严重，而且不易被及时发现。高浓度的血脂可以激活血小板，使其释放凝血因子，导致血小板聚集性增高，血管内血栓形成。如果血栓发生于眼睛内，可造成视网膜血管阻塞。中央静脉阻塞可以表现为盘周围环状出血和渗出及视网膜静脉扩张。这种情况可造成视力严重下降。

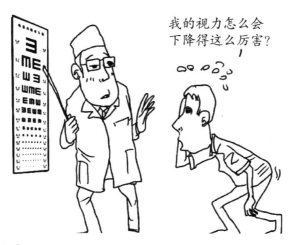

我的视力怎么会
下降得这么厉害?

◆头晕

头晕是各种高脂血症的常见症状，主要原因是长期的脑动脉硬化和血黏度增高，造成脑部缺血缺氧。

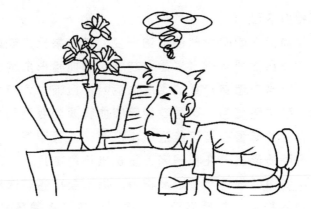

◆心绞痛

高脂血症合并冠心病时，常有心绞痛发作。产生的主要原因是由于长期的冠状动脉粥样硬化和血黏度增高。

◆腹痛

高脂血症还可以引起反复发作的饱餐后短暂腹痛，这是因为肠系膜硬化引起的胃肠缺血。

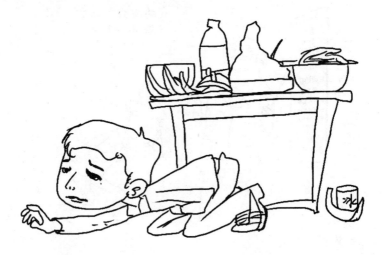

◆肢体乏力疼痛

长期高脂血症造成的闭塞型动脉硬化、脂肪代谢紊乱及循环障碍，可表现为肢体乏力或活动后疼痛，下肢发冷、麻木以及间歇性跛行，以致出现痉挛性疼痛，甚至引起肢体萎缩，下肢末端发生紫绀，继发性血栓形成，由于血流中断而发生缺血性坏死，最终形成坏疽，高位截肢在所难免。

预防治疗

★ 高脂血症的预防

◆改善膳食，多吃植物蛋白、油类，蔬菜水果以及鱼类；少吃动物脂肪及内脏、甜食及淀粉类。

◆减轻体重。

◆加强体育锻炼，有氧运动每周至少3次，每次在30分钟以上。

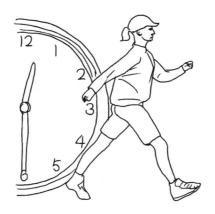

◆戒烟，少量饮酒。

◆控制影响血脂的其他疾病。

◆已有高脂血症者，特别是40岁以上男性、绝经后女性或者合并高血压、糖尿病、冠心病等危险人群，都应定期化验血脂，以期早发现早治疗。

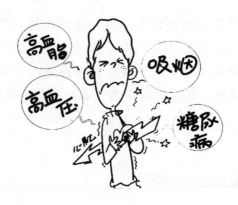

★ 高脂血症的治疗

◆ 控制理想体重

据相关资料显示，肥胖人群的平均血浆胆固醇和甘油三酯水平显著高于同龄的非肥胖者。除了体重指数（BMI）和血脂水平呈明显正相关之外，身体脂肪的分布也与血浆脂蛋白水平关系密切。通常来说，中心型肥胖者更容易发生高脂血症。肥胖者的体重减轻后，血脂紊乱也可恢复正常。

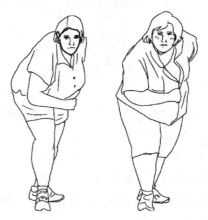

◆ 运动锻炼

体育运动不仅可以增强心肺功能、改善胰岛素抵抗以及葡萄糖耐量，而且还可减轻体重、降低血浆甘油三酯和胆固醇水平，使 HDL-胆固醇水平升高。

进行运动锻炼时应注意下列事项：

（1）运动强度。一般以运动后的心率水平来衡量运动量的大小，适宜的运动强度一般是运动后的心率控制在个人最大心率的 80% 左右。而运动形式则以中速步行、慢跑、游泳、跳绳、做健身操以及骑自行车等有氧活动为宜。

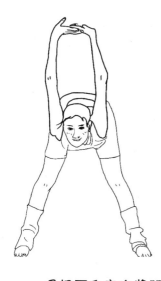

（2）运动持续时间。每次运动开始之前，应先做 5~10 分钟的预备活动，使心率逐渐达到上述水平，然后维持 20~30 分钟。运动之后最好再进行 5~10 分钟的放松活动。每周至少活动 3~4 次。

（3）运动时应注意安全。

◆戒烟

吸烟可升高血浆胆固醇与甘油三酯水平，降低 HDL-胆固醇水平。停止吸烟 1 年，血浆 HDL-胆固醇就可上升到不吸烟者的水平，冠心病的危险程度可降低 50%，甚至接近于不吸烟者。

◆饮食治疗

血浆脂质主要来源于食物，利用控制饮食，可使血浆胆固醇水平降低 5%~10%，

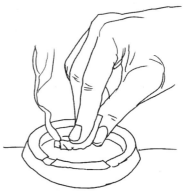

同时有助于减肥。并且使降脂药物发挥出最佳的效果。多数Ⅲ型高脂蛋白血症患者借助饮食治疗，同时纠正其他共存的代谢紊乱，常可使血脂水平降到正常。

饮食结构会直接影响血脂水平的高低。血浆胆固醇水平易受饮食中胆固醇摄入量的影响，进食大量的饱和脂肪酸也可增加胆固醇的合成。一般肉食、蛋及乳制品等食物（特别是蛋黄和动物内脏）中的胆固醇和饱和脂肪酸含量比较多，应限量进食。食用油应以植物油为主，每人每天用量以25～30g为宜。对于家族性高胆固醇血症患者应严格限制食物中的胆固醇及脂肪酸摄入。

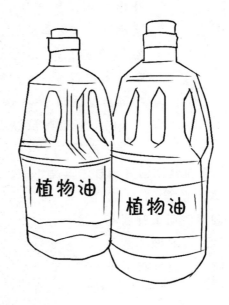

◆药物治疗

以降低血清总胆固醇和 LDL 胆固醇为主的有他汀类及树脂类。以降低血清甘油三脂为主的药物有贝特类与烟酸类。

日常保养

★ 限制高脂肪食品

严格选择胆固醇含量低的食品，如蔬菜、豆制品、瘦肉以及海蜇等，尤其是多吃含纤维素多的蔬菜，可以减少肠内胆固醇的吸收。不过，不能片面强调限制高脂肪的摄入，由于一些必需脂肪酸的摄入对身体还是有益的。适量的摄入含较多不饱和脂肪酸（控制饱和脂肪酸）的饮食是合理的。各种植物油类，比如花生油、豆油以及菜籽油等均含有丰富的多不饱和脂肪酸，而动物油类，如猪油、羊油以及牛油则主要含饱和脂肪酸。食物的胆固醇全部来自动物油食品，蛋黄、动物内脏、鱼子以及脑等，含胆固醇较高，应忌用或少用。

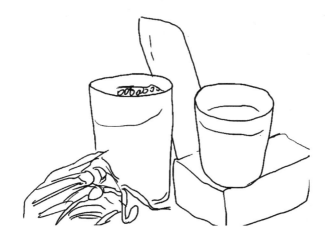

★ 改变做菜方式

做菜少放油，尽量以蒸、煮、凉拌为主。并且少吃煎炸食品。

★ 限制甜食

糖可在肝脏中转化为内源性甘油三酯，使血浆中甘油三酯的浓度增高，因此应限制甜食的摄入。

★ 减轻体重

对于体重超过正常标准的人，应在医生指导下逐步减轻体重，以每月减重 1～2kg 为宜。降体重时的饮食原则是低脂肪、低糖以及足够的蛋白质。

★ 加强体力活动和体育锻炼

体力活动不仅能增加热能的消耗，而且可增强机体代谢，提高体内某些酶，特别是脂蛋白酯酶的活性，有利于甘油三酯的运输及分解，从而降低血中的脂质。

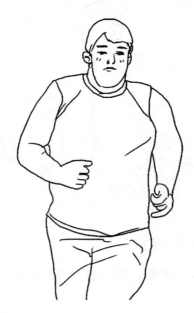

★戒烟，少饮酒

适量饮酒，可使血清中高密度脂蛋白明显增高，低密度脂蛋白水平降低。所以适量饮酒可使冠心病的患病率下降。酗酒或长期饮酒，则可刺激肝脏合成更多的内源性甘油三酯，使血液中低密度脂蛋白的浓度增高引起高胆固醇血症。所以中年人还是以不饮酒为好。嗜烟者冠心病的发病率和病死率是不吸烟者的 2~6 倍，并且与每日吸烟支数成正比。

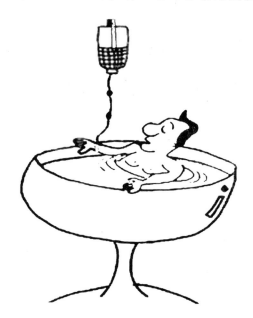

★避免过度紧张

过度兴奋、情绪紧张，可以引起血中胆固醇及甘油三酯含量增高。凡有这种情况，可以应用小剂量的镇静剂（遵医嘱）。

★ 药物治疗

通过以上方法仍不能控制的高脂血症患者应加用药物治疗。药物的选择请在咨询专业医生之后，由医生根据具体病因及病情做出选择。

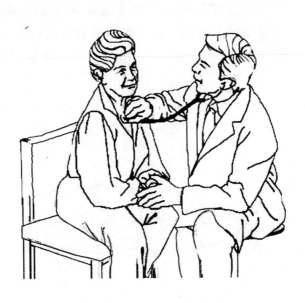

十六　缺血性心肌病

　　缺血性心肌病（ICM）指的是由于长期心肌缺血导致心肌局限性或弥漫性纤维化，从而产生心脏收缩和（或）舒张功能受损，导致心脏扩大或僵硬、充血性心力衰竭、心律失常等一系列临床表现的临床综合征。1970 年，Raftery与 Burch 研究指出心肌缺血能导致心肌弥散性纤维化，继而产生一种与原发性充血性心肌病不易区别的临床综合征。Burch 等把这种临床综合征命名为"缺血性心肌病"。这个名称后来扩大了含义，经常用来描述由于心肌缺血导致的许多心脏异常。

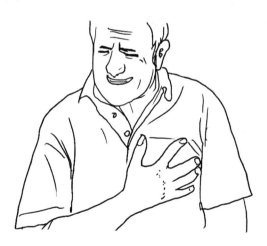

认识疾病

★ 缺血性心肌病的发病机制

◆ 心肌供氧需氧平衡失调

心肌供氧和需氧之间不平衡而造成心肌细胞减少坏死、凋亡、心肌纤维化、心肌瘢痕和心力衰竭。痉挛和毛细血管网的病变导致心肌细胞的减少和坏死是心肌梗死的直接后果。

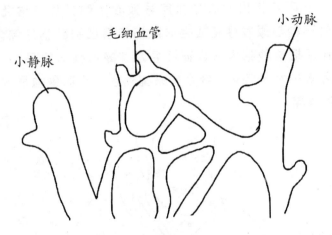

心肌不停地进行收缩及舒张活动，心肌需氧量即使在安静状态下，心肌也要从冠状动脉循环中最大限度地摄取75%可以利用的氧，而且心肌不能像骨骼肌那样可进行较长时间的无氧运动，心肌必须有氧呼吸。决定心肌耗氧量的多少取决于以下6个因素：张力持续时间、收缩期室壁张力、心肌收缩力以及基础代谢、电激动和心肌纤维缩短。前三者是决定心肌耗氧量多少的决定因素，而后三者为次要因素。

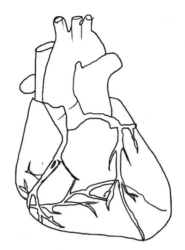

◆ 心肌细胞能量代谢障碍

心肌能量代谢主要来源于葡萄糖及脂肪酸氧化代谢生成的高能磷酸化合物（三磷腺苷和磷酸肌酸辅助系统）。心肌活动所需的能量几乎均是由高能磷酸化合物在线粒体中经氧化代谢产生的，在心肌缺血缺氧时，糖酵解就成为心肌细胞获取能量的主要来源。这样虽然能使缺血心肌损伤不致迅速恶化但是局部区域的心肌内乳酸合成增加，导致乳酸堆积。若心肌持续缺血缺氧，将会导致心肌不可逆性的损伤。若心肌供血突然停止，心肌组织内三磷腺苷及磷酸肌酸水平迅速降低，心肌细胞内出现酸中毒，收缩蛋白对钙离子的敏感性降低以及磷酸盐与脂质的堆积，导致心肌舒张和收缩功能障碍立即发生。

◆ 缺血对心功能的影响

缺血对心室功能的损害是急性的、可逆的，也可是慢性的，或在慢性基础上的急性发作。

◆ 缺血对心肌电活动的影响

缺血性心肌病病变复杂多样化，包括心肌细胞肥大的不同、同毛细血管网的分布不成比例、微循环障碍和存活心肌与坏死心肌、顿抑心肌、冬眠心肌的掺杂存在等，不仅可以造成心律失常，也可使缺血性心肌病的某些临床表现及治疗有所不同。

◆血管内皮功能失调

近些年来人们对血管内皮的研究发现，在冠心病患者中血管内皮产生及释放的内源性血管舒张因子一氧化氮（NO）和前列腺素（PGI_2）减少，而强有力的缩血管物质内皮素及血管紧张素Ⅱ的分泌增多。内皮素与血管紧张素Ⅱ除了作用于血管外，还具有促进心肌细胞肥大、间质纤维化以及引起胎儿型收缩蛋白基因表达的作用，直接参与了心力衰竭的病理生理过程。这种内皮功能的失调，可刺激血管的收缩，平滑肌增殖和血管壁的脂质沉着。可见内皮功能失调也是造成心肌缺血和心力衰竭的重要机制之一。

★缺血性心肌病的病因

◆冠状动脉粥样硬化

冠状动脉粥样硬化为心肌缺血的常见病因。动脉粥样硬化为动脉壁的细胞、血液成分、细胞外基质、局部血流动力学环境及遗传诸因素间一系列复杂作用的结果。血压升高、高胆固醇血症、高血糖、纤维蛋白原升高以及吸烟等都是导致动脉粥样硬化的主要危险因素。肥胖或超重、高热量饮食、缺乏体力活动、A型性格以及冠心病的家族史也是患冠心病的危险因素。

◆血栓形成

冠状动脉急性血栓堵塞是引起急性冠脉综合征的主要原因。在动脉粥样硬化斑块的基础上，血栓急性形成，血栓局部的斑块约 3/4 有破溃和（或）出血。在急性期恢复之后的幸存者中，大多数患者会遗留广泛室壁运动减弱或者消失，心室腔明显扩大。

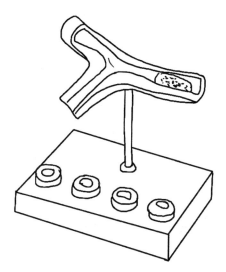

◆血管炎

多种风湿性疾病可以累积冠状动脉发生冠状动脉炎，经反复炎性活动、修复机化可造成冠状动脉管腔狭窄，导致心肌缺血。比如系统性红斑狼疮类风湿性关节炎、结节性多动脉炎以及病毒性冠状动脉炎等。大约 60% 的结节性多动脉炎的患者可发生冠状动脉炎，导致心肌缺血，可诱发心绞痛或者心肌梗死，甚至引起缺血性心肌病。

◆其他

能引起慢性心肌缺血的因素还有冠状动脉微血管病变（X 综合征）以及冠状动脉结构异常，比如心肌桥。当心肌桥收缩时压迫其包围的冠状动脉，可以造成冠状动脉严重狭窄，影响局部心肌供血，造成心肌缺血。

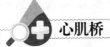

心肌桥

　　冠状动脉及其分支一般行走于心脏表面的心外膜下脂肪中或心外膜深面，当一段冠脉被心肌所包绕，该段心肌称为叫做心肌桥，该段冠脉称为壁冠状动脉。

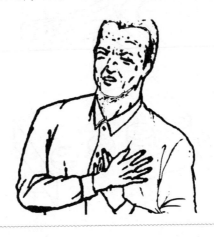

★缺血性心肌病的症状

缺血性心肌病临床上可分为扩张型和限制型两类。

◆扩张型缺血性心肌病

　　（1）心力衰竭：一旦心衰症状发生进展迅速，由劳力性呼吸困难发展到夜间阵发性呼吸困难及端坐呼吸，常有倦怠和乏力，晚期同时伴有右心功能不全表现，比如颈静脉充盈、下肢水肿、肝肿大等。

端坐呼吸

　　端坐呼吸指是患者为了减轻呼吸困难被迫采取端坐位或者半卧位的状态。这是心衰严重的表现，出现端坐呼吸则提示心力衰竭已有明显肺淤血。

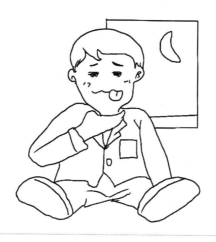

　　（2）心绞痛：心绞痛是缺血性心肌病病程中的主要症状。部分病人常随心衰程度的加剧，心绞痛症状可减轻或者消失。

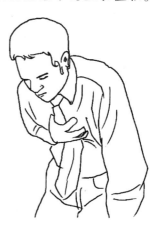

　　（3）心律失常：以室性期前收缩，心房颤动以及左束支传导阻滞最多见。伴有室性心动过速等恶性心律失常者预后较差。

　　（4）血栓性栓塞：有 14%～24% 的患者于病程中发生血栓栓塞症状，多见于并发心房颤动和心腔明显扩大者。

◆限制型缺血性心肌病

左心室舒张功能异常是其主要病理生理基础，现称之为"心肌僵硬综合征"。临床可因劳力性呼吸困难和（或）心绞痛的症状而使活动受限。心电图常无心室肥大或者心肌梗死的证据，胸部×线表现为肺水肿，但心脏不大。因为心室僵硬，心导管检查常见舒张末期压增加、心室收缩呈轻度弥散性减弱，无室壁瘤、无局部室壁运动异常或者二尖瓣反流，至少有二支主要冠状动脉存在弥散性动脉粥样硬化病变。

预防治疗

★缺血性心肌病的预防

由于引起缺血性心肌病的主要原因是冠状动脉粥样硬化性心脏病，因此在本病的预防上要重点预防冠心病。其措施主要有以下几点：

◆对人群进行健康教育，提高公民的自我保健意识，避免或者改变不良的生活习惯，如戒烟、注意合理饮食、适当运动，保持心理平衡等，以减少冠心病的发生。

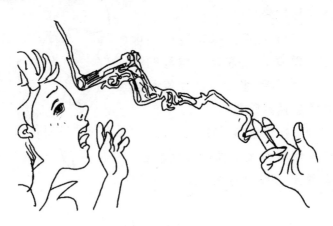

◆定期进行常规体检，早期发现冠心病的高发人群，如有高血压、高血脂、肥胖、糖尿病、吸烟以及有冠心病的家族史等情况，应给予积极控制和处理。

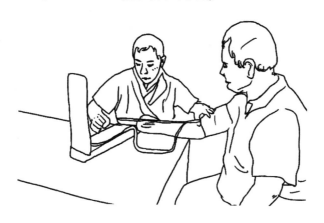

★ 缺血性心肌病的治疗

◆心脏移植术

药物对重症晚期冠心病，尤其是左室射血分数（LVEF）< 20% 的病人效果很差，所以心脏移植便成了这类疾病的一个重要治疗手段，并取得满意效果。

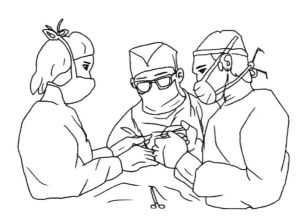

◆冠状动脉搭桥术（CABG）

对缺血性心肌病进行 CABG 成功的关键就是需要有足够的存活心肌，即残存的冬眠心肌与顿抑心肌越多，手术成功率就越高。

◆房室瓣成形或置换术

瓣膜成形术，即对损害的瓣膜进行修理。其目的是为了改善和恢复瓣膜以及心脏的正常功能，使心脏能够正常健康运作。

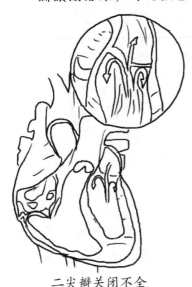

二尖瓣关闭不全

◆心室减容术

心室减容手术是 1996 年 Batista 首先用于治疗终末期扩张性心肌病。研究结果认为，左室减容术可以使晚期缺血性心肌病患者的心功能得到明显改善，但是须对心脏合并病变同期处理。

◆聚脂网心室包绕术

Raman 最近报告了应用特制的聚酯网作心室包绕，作为缺血性心肌病一种附加的治疗手段。

日常保养

◆出现症状，要处惊不变

对自己的心血管病能正确对待。既不掉以轻心，也不过于忧虑，在病情剧变发作时，不紧张惊慌，保持平和心态，泰然处之。并按医嘱服药，放松心情，积极配合治疗，疾病康复的希望就会变得非常大。

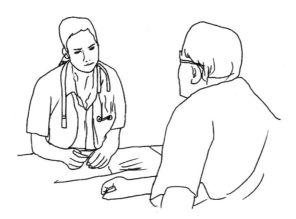

◆合理饮食，不暴饮暴食，才是正确的养生之道

在饮食上做到：粗细粮搭配；低盐少糖，清淡为主；荤素搭配，以素为多；不吃油炸食物，不饮酒吸烟。

不饮酒吸烟

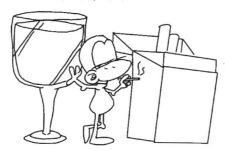

◆一天中，躺着或者稍微抬起双腿坐着休息几次，每次15～20分钟。放松地平躺在地板或者硬木床上十分有益。对于上班需要长时间坐着的人来说，一天应该从桌旁站起来数次，每次3～5分钟。

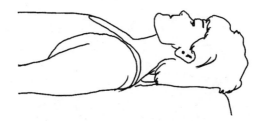

◆多参加文化娱乐活动，在活动中，保持轻松愉悦的心情。

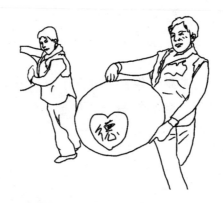

◆一天的睡眠不应少于7~8小时

保证睡眠可以维护心血管系统免于过度紧张。不要用任何活动形式来代替卧床休息。

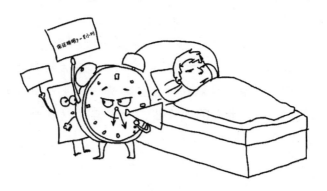

十七　高血压

　　高血压系指的是体循环动脉血压高于正常，是一种常见的临床综合征。许多疾病可以引起血压升高，如肾炎、肾动脉狭窄、嗜铬细胞瘤、皮质醇增多症、原发性醛固酮增多症以及主动脉狭窄性病变等，均可引起血压升高。但是，上述疾病引起的高血压属于继发性高血压，又称症状性高血压，是某种疾病的一种临床表现，该病一旦治愈，血压就恢复正常。高血压病人中90%属于原发性高血压，也称高血压病。高血压病是一种以血压升高为主要表现的独立疾病。

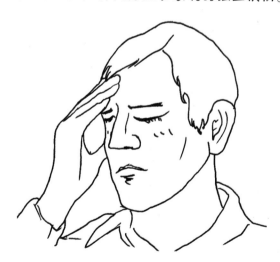

认识疾病

★高血压的发病机制

参与人体血压调节的有诸多神经、体液因子，有中枢神经和周围反射的整合作用，有体液与血管因素的影响。可以说血压水平的保持是个十分复杂的过程。

◆遗传

高血压发病有较明显的家族集聚性，双亲都有高血压的正常血压子女（儿童或者少年）血浆去甲肾上腺素、多巴胺的浓度明显较无高血压家族史的对照组高，以后发生高血压的比例也高。

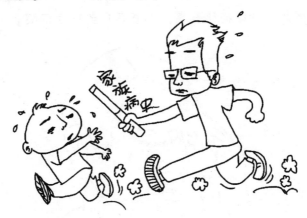

◆精神、神经作用

精神源学说认为在外因刺激之下，病人出现较长期或者反复明显的精神紧张、焦虑以及烦躁等情绪变化时，各类感受器传入的病理信号增加，大脑皮质兴奋、抑制平衡失调以至于不能正常行使调节与控制皮层下中枢活动的功能，交感神经活动增强，舒缩血管中枢传出以缩血管的冲动占优势，从而使小动脉收缩，周围血管阻力上升，血压上升。根据流行病学材料提示，从事经常处于应激状态、需高度集中注意力的工作、长期精神紧张、受噪音或者不良视觉刺激者易患本病。

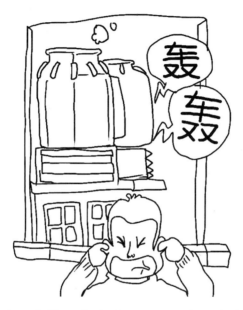

神经系统可依据人体的需要和对环境刺激的反应对心血管功能包括血压进行快速又精确的调节，对慢性长期的血压水平也有影响，与副交感神经相比交感神经系统及其相关的神经体液因子通过对周围血管及心脏的影响，对于高血压的发生发展起着更重要的作用。

◆肾素－血管紧张素－醛固酮（RAA）系统平衡失调

肾脏球囊细胞分泌的肾素可把肝脏合成的血管紧张素原转变为血管紧张素Ⅰ（AT），而后者经肺、肾等组织时在血管紧张素转换酶（ACE又叫做激肽酶Ⅱ）的活化作用下转化成血管紧张素Ⅱ。

◆其他 包括高盐饮食，吸烟及肥胖体型。

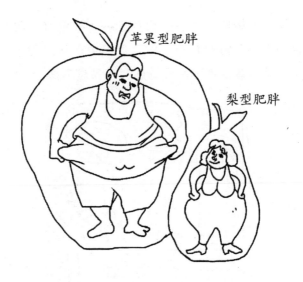

苹果型肥胖

梨型肥胖

★ 高血压的病因

高血压为一种渐进性、由复杂的相互关联的病因学引起的心血管症状。其病因为多因素，可分为遗传与环境两个方面。通常认为在比例上，遗传因素约占40%，环境因素约60%。高血压是遗传易感性和环境因素相互作用的结果。国际公认的高血压病发病危险因素为超重、高盐膳食及中度以上饮酒。

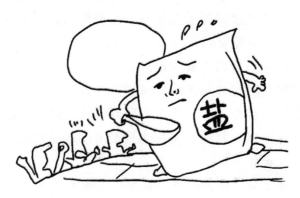

★ 高血压的症状

绝大多数原发性高血压属于缓进型，多见于中老年。特点为起病隐匿，进展缓慢，病程常长达数十年，所以初期较少出现症状，大多数人由于体检或因其他疾病测量血压后，才偶然发现血压升高。

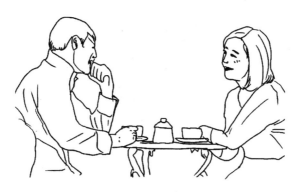

少数人一旦知道患有高血压病后，反而会产生各种神经官能症样症状，如头晕、失眠、头胀、健忘、耳鸣、乏力、多梦以及激动等。30%～50%高血压病患者因头痛、头晕、心悸以及高血压病的严重并发症和靶器官功能性损害或者器质性损害，出现相应临床表现。

预防治疗

★ 高血压的预防

◆胸怀开阔，注意劳逸结合，精神乐观，积极参加文体活动，脑力劳动者坚持作一定的体力活动等，有利于维持高级神经中枢的正常功能；不吸烟，少吃盐，防止发胖等都对预防本病有积极意义。

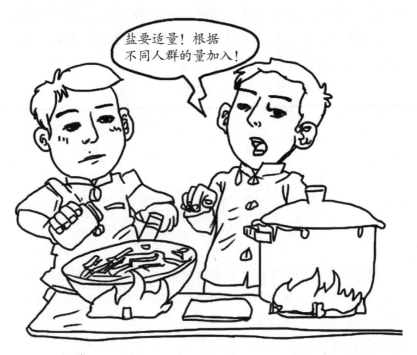

◆开展群众性的防病治病工作，进行集体的定期健康检查。对于有高血压病家族史而本人血压曾有过增高记录者，要定期随访观察，则有利于对本病的早期发现和及早治疗。

◆提倡每个医师在诊病时都将测量血压列为一项常规检查，这将会有助于发现无症状的早期高血压病人，为他们提供早期治疗的机会。

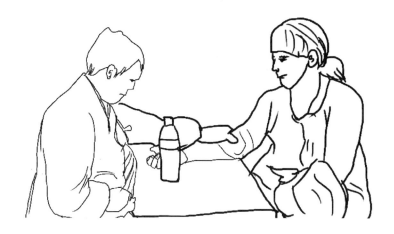

★ 高血压的治疗

◆ 治疗目的和评定指标

长期血压增高造成心、脑、肾和周围血管等靶器官损害，增加心脑血管病及肾功能衰竭死亡的危险，治疗高血压病的最终目的就是减少患者靶器官损害及其所致死亡。

◆ 非药物治疗（改变生活方式）

通过改变不良的生活方式来达到降低血压的目的，包括下列措施：

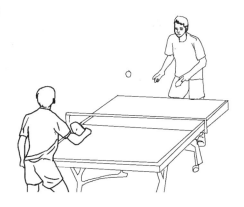

①减轻体重。

②限制钠盐摄入。

③限制饮酒量。

④增加体育活动。

⑤戒烟。

⑥健康的饮食习惯

（包括多食水果、鱼类、蔬菜，以及减少总脂肪和饱和脂肪的摄入）。

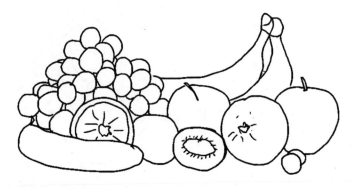

◆降压药物治疗

降压药物的选择原则，在降压药物的具体选用上，应该考虑下列因素：

①患者以往对降压治疗的反应。

②药物价格。

③危险水平，是否有靶器官损害、临床心血管疾病、肾脏疾病或糖尿病。

④病人的意愿。

⑤其他疾病用药与降压药之间的相互作用。

日常保养

★减轻体重

减少热量，膳食平衡，尽量把体重指数（BMI）控制在 < 25。体重降低对改善胰岛素抵抗、糖尿病、高脂血症以及左心室肥厚均有益。

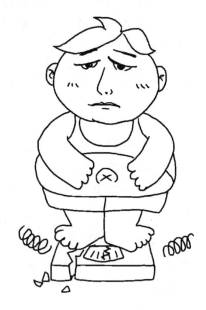

★ 减少钠盐摄入

膳食中约 80% 钠盐来自烹调用盐与各种腌制品，因此应减少烹调用盐。北方地区首先将每人每日平均食盐量降至 8g，以后再降到 6g；南方地区可控制在 6g 以下。

★ 补充钙和钾盐

每人每日吃新鲜蔬菜 400 ~ 500g，喝牛奶 500mL，可补充钾 1000mg 和钙 400mg。

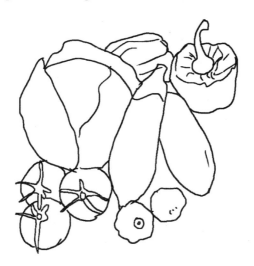

★ 减少脂肪摄入

总脂肪＜总热量的 30%，饱和脂肪＜ 10%，每日进食新鲜蔬菜 400 ~ 500g，肉类 50 ~ 100g，水果 100g，鱼虾类 50g，蛋类每周 3 ~ 4 个，奶类 250g。每日食油进食量为 20 ~ 25g，少吃糖类和甜食。

★戒烟、限制饮酒

不吸烟；不提倡饮酒，如果饮酒，男性每日饮酒量不超过 25g，即葡萄酒小于 100～150mL（2～3 两），白酒小于 25～50mL（0.5～1 两），啤酒小于 250～500mL。女性则减半量，妊娠期妇女不饮酒。不提倡饮高度烈性酒。高血压病和心脑血管疾病患者应戒酒。

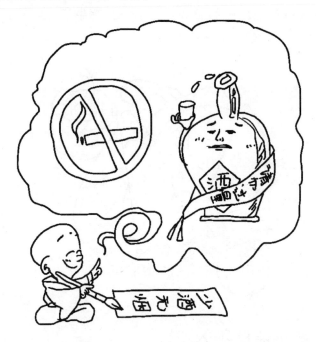

★保持乐观心态，提高应激能力

通过宣教和咨询，提高高血压病人的自我防病能力。并且提倡选择适合自己的体育、文化活动，增加老年高血压病患者的社交机会，以提高生活质量。

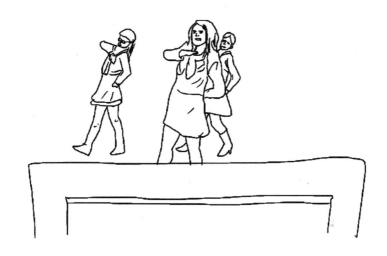

★增加运动

较好的运动方式是低或者中等强度的运动，可以根据年龄及身体状况选择慢跑或步行，一般每周3~5次，每次30~60分钟。

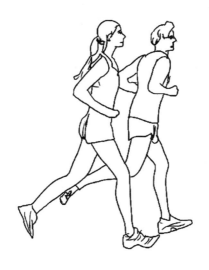

十八　低血压

低血压指的是体循环动脉压力低于正常的状态。因为高血压在临床上常常引起心、脑、肾等重要脏器的损害而备受重视，世界卫生组织对高血压的诊断标准有明确规定，但是低血压的诊断尚无统一标准。通常认为成年人上肢动脉血压低于 12/8kPa（90/60mmHg）即为低血压。根据病因可分为生理性与病理性低血压，根据起病形式可分为急性与慢性低血压。

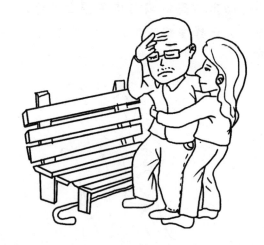

认识疾病

★低血压的发病机制

血压的形成主要决定于心脏排血、周围血管阻力以及循环血量三个因素，三者之间相互适应、互相协调，才能确保血压的相对稳定，这种协调主要通过神经－体液调节来完成。无论何种因素造成上述三种因素之一或者多个功能发生障碍或使其协同作用受损，必然导致血压的异常变化，如心脏排血减少、周围血管阻力下降以及（或）循环血量不足引起血压降低，反之引起血压升高。

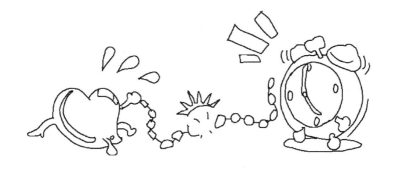

★ 低血压的病因

◆急性低血压是血压由正常水平或者较高的水平突然明显下降，主要表现为晕厥与休克两大类临床综合征。

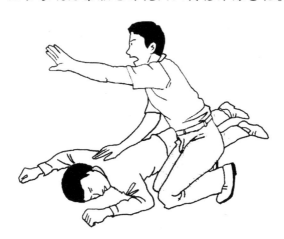

◆慢性低血压又分为体质性低血压与体位性低血压两种，前者常见于体质弱者，女性比较多，并有家族遗传倾向，多半没有自觉症状，其低血压只于体检中偶然发现，没有重要的临床意义。部分患者有头晕头痛甚至晕厥、心悸等类似神经官能症表现，常由于某些慢性疾病或营养不良所致。后者是从平卧位突然转变为直立位，或者长时间站立时发生低血压，严重者可导致晕厥，其典型症状是直立时血压下降，有衰弱感，但无汗，发病机理可能是自主神经系统功能失调，导致直立时小动脉收缩功能障碍所致。

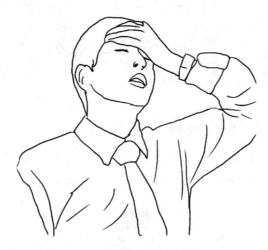

◆原发性低血压，多见于瘦弱女性，有时和营养不良有关，所以又称"体质性低血压"。

◆继发性低血压，即血压低是发生在某些疾病的基础上。

这些疾病包括：

（1）某些心血管疾病，如严重二尖瓣或主动脉瓣狭窄、心肌梗死以及心肌病等。

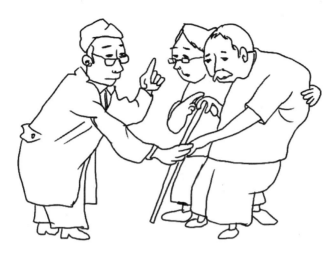

（2）某些内分泌疾病，如甲状腺功能减退及肾上腺皮质功能减退等。

（3）慢性消耗性疾病，如结核病、严重糖尿病以及恶性肿瘤等。

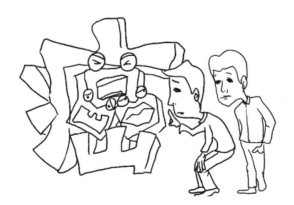

（4）任何原因造成的血容量不足。

★ 低血压的症状

◆病情轻微症状可有：头晕、头痛、食欲不振、疲劳、消化不良、脸色苍白、晕车船等。

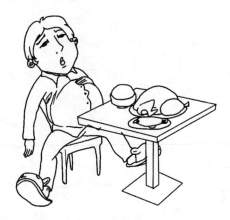

◆严重症状包括：直立性眩晕、四肢冷、心悸、共济失调、呼吸困难、发音含糊、甚至昏厥、需长期卧床。

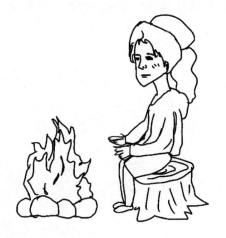

预防治疗

★低血压的预防

◆晚上睡觉将头部垫高，可以减轻低血压症状。

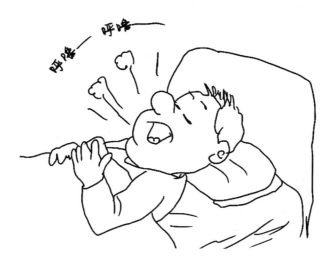

◆早上起床时，应缓慢地改变体位，避免血压突然下降；起立时不能突然，要转身缓缓而起；肢体屈伸动作不要过猛过快，例如提起、举起重物或者排便后起立动作都要慢些。

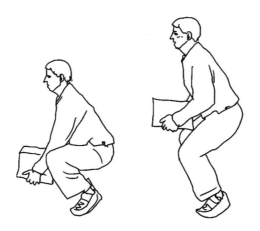

◆洗澡水温度不宜过热、过冷，由于热可使血管扩张而降低血压，冷会刺激血管而增高血压。常淋浴以加速血液循环，或者以冷水，温水交替洗足。

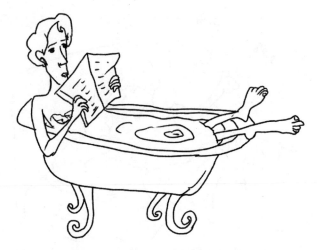

◆对有下肢静脉曲张的老人尤宜穿有弹性的袜子、紧身裤，来加强静脉回流。而体格瘦小者应每天多喝水以便增加血容量。

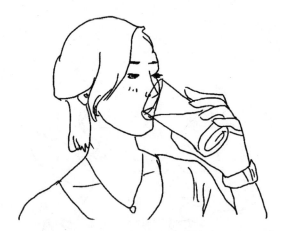

◆不要在闷热或者缺氧的环境中站立过久，以减少发病。

★ 低血压的治疗

低血压患者轻者如没有任何症状，无需药物治疗。可积极参加体育锻炼，改善体质，增加营养，多喝水，多吃汤，每日食盐略要多于常人。

重者常伴有明显症状，必须给予积极治疗，改善症状，提高生活质量，防止严重危害发生。α 受体激动剂，具有血管张力调节功能，可以增加外周动、静脉阻力，避免下肢大量血液郁滞，并能收缩动脉血管，达到提高血压，加大脑及心脏等重要脏器的血液供应，改善低血压的症状，如头晕、乏力以及易疲劳等症状。其他药物还有麻黄素，双氢麦角氨，氟氢可的松等。

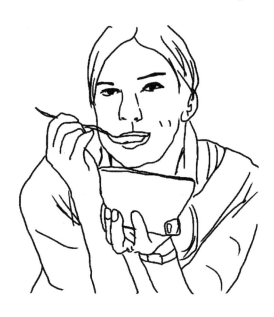

日常保养

◆每一个低血压患者均应当注意养成良好的饮食习惯及作息习惯。平常生活中，要注意多加锻炼，在饮食上要注意不要吃辛辣刺激性的食物，多吃些素食，多吃新鲜的蔬菜以及新鲜的瓜果，以增加维生素的摄入。

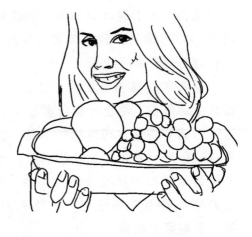

◆低血压患者并不是说不能喝酒，而是要做到适当饮酒，不嗜酒，不对酒精产生依赖。适当的饮一些葡萄酒对低

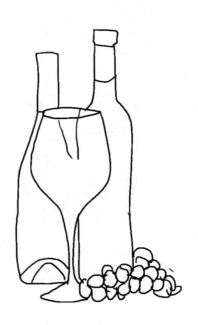

血压患者是有帮助的，但是不建议喝啤酒、喝过于烈性的白酒，与此同时，每餐也不能够吃得太饱，要合理饮食。

◆在吃好和睡好的同时，低血压患者还要尽可能的依据自身的情况进行必要的营养补充，在锻炼的时候也要根据个人身体情况选择运动项目，不要做过于剧烈的运动，防止对心脏产生严重的负担。

◆健康不只是身体上的还有心理上的，无论是健康人还是患者在确保身体健康的同时，还要注意自己的心理健康，要有积极乐观、轻松自然的心态及心情，不能对疾病过于紧张。

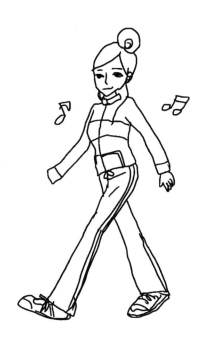

十九　心脏瓣膜病

心脏瓣膜病是因为炎症、黏液样变性、退行性改变、先天性畸形、缺血性坏死以及创伤等原因引起的单个或者多个瓣膜结构（包括瓣叶、瓣环、腱索或者乳头肌）的功能或者结构异常，导致瓣膜狭窄和（或）关闭不全。本病多发生于20～40岁青中年，而其中2/3为女性，多有风湿热病史。

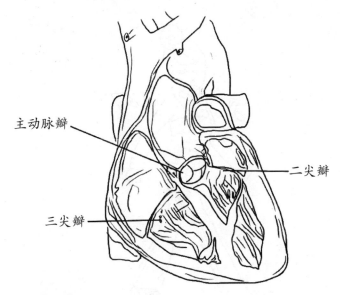

主动脉瓣

二尖瓣

三尖瓣

认识疾病

★心脏瓣膜病的发病机制

瓣膜病狭窄或者关闭不全的程度对临床症状影响较大，

而左心的瓣膜出现症状的机会比较多，右心的多为原发病的症状。轻度或中度的狭窄或关闭不全的部分患者可没有任何症状。这是因为瓣膜病的严重程度直接影响着心脏的血流动力学，从而导致心搏出量减少、心功能下降及肺脏、肝脏及全身静脉系统静脉压升高。而主动脉病变有其特殊的表现，这是因为主动脉根部有心脏的自身营养血管冠状动脉的开口，主动脉瓣病变时可导致心肌缺血、心绞痛发作。

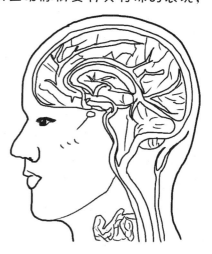

　　此外，瓣膜病可合并心内瓣膜上的血栓形成及赘生物，并可导致动脉系统的栓塞，造成相应器官功能障碍（如脑梗死、心肌梗死、肾梗死等）。若合并严重心律失常，可引起猝死，合并房颤时加重心功能不全和栓塞的发生。

★心脏瓣膜病的病因

◆风湿热

　　风湿热是一种常见的反复发作的急性或慢性结缔组织炎症，主要累及心脏、关节、中枢神经系统、皮肤以及皮下组织。临床表现以心脏炎和关节炎为主，可伴有发热、皮疹、毒血症、皮下小结、舞蹈病等。急性发作时一般以关节炎较为明显，但在此阶段风湿性心脏炎可造成病人死亡。急性发作后常遗留轻重不等的心脏损害，尤以瓣膜病变最为显著，形成慢性风湿性心脏病或者风湿性瓣膜病。

◆黏液变性

黏液样变常见于间叶组织肿瘤、动脉粥样硬化斑块、风湿病灶以及营养不良的骨髓和脂肪组织等。比如风湿性心内膜炎，二尖瓣或二尖瓣及主动脉瓣受累，发生黏液样变及纤维素性坏死，浆液渗出和炎性浸润。

◆缺血性坏死

缺血性坏死的特征性病理学改变是因为血液供应受阻而导致的细胞死亡，缺血性坏死的严重程度决定于循环系统的受损程度。

◆感染和创伤

各种感染及创伤可引起单个瓣膜病变，也可以导致多个瓣膜病变。瓣膜病变的类型通常是狭窄或者关闭不全。一旦出现狭窄和或者关闭不全，便会妨碍正常的血液流动，增加心脏负担，从而造成心脏功能损害，导致心力衰竭。

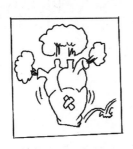
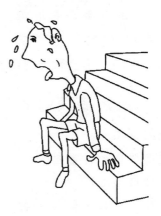

◆先天性因素

如三尖瓣闭锁为一种发绀型先天性心脏病，发病率占先天性心脏病的 1% ~ 5%。

★心脏瓣膜病的症状

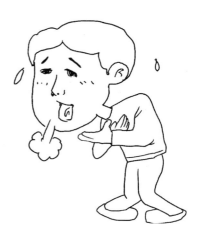

从临床表现来看，瓣膜性心脏病患者最容易出现活动后疲乏及倦怠，活动耐力明显减低，稍做运动便出现呼吸窘迫（即劳力性呼吸困难），严重者夜间频发阵发性呼吸困难，甚至会无法平卧休息。

部分患者（特别是二尖瓣狭窄人群）会在胸闷及憋喘的同时伴有呼吸道出血，轻者痰中伴有血丝，重者一次性咯出大量鲜血。

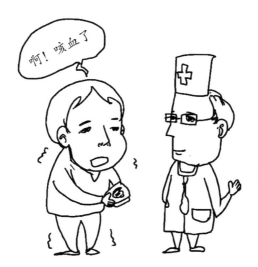

啊！咳血了

对于某些患者（尤其是主动脉瓣狭窄），常常会感到在活动后出现头晕或眩晕，并且随着年龄的增长，心前区不适或者心绞痛症状的发生将日益频繁。

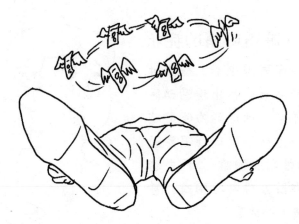

　　另外，部分人群虽无上述典型表现，但是如果近期出现心悸，存在既往血栓栓塞、胃肠道出血、皮肤瘀点或者瘀斑以及不明原因发热等病史，也为临床诊断瓣膜性心脏疾病提供了重要的线索。

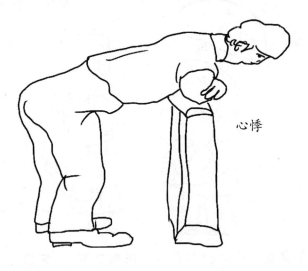

心悸

预防治疗

★ 心脏瓣膜病的预防

在各种病因的心脏瓣膜病中，风湿性心脏病是可预防的，主要是预防和及时治疗链球菌引起的上呼吸道感染，以防止风湿热的发生。

◆ 防治链球菌感染

要注意居住卫生，对猩红热、急性扁桃体炎、咽炎、中耳炎以及淋巴结炎等急性链球菌感染，应予积极彻底治疗，以防止风湿热的发作。风湿热的反复发作，会加重心脏瓣膜的损害。

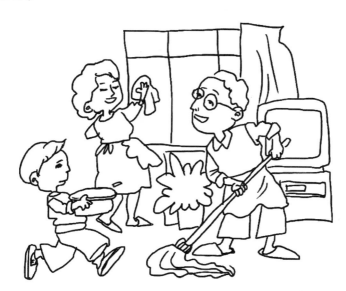

◆ 劳逸结合

适当运动及体力劳动可增加心脏的代偿能力，没有出现呼吸困难等症状的患者，可照常工作和生活，但是要防止剧烈运动和重体力劳动。休息可以减轻心脏负担，是防治本病的必要措施。患者病情发作时要根据症状及医生的嘱咐，不同程度地限制体力活动，甚至完全卧床，直至心功能改善为止。

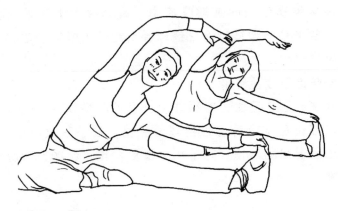

◆稳定心神

部分风湿性心脏病患者在精神紧张、情绪激动时，往往会突然发生心动过速，导致心功能不全，所以事事要宽心，淡泊守神。

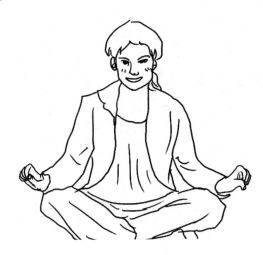

◆合理饮食

（1）风湿性心脏病易发生水肿，所以必须限制食盐的摄入量，防止水肿加重，防止心脏负担增加。一般来说，风湿性心脏病患者每天食盐的摄入量在 1～5g 比较合适。

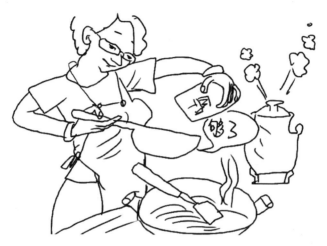

（2）减少高脂肪饮食。高脂肪饮食摄入之后不易消化，会增加心脏负担，有的还会发生心律失常，因此要少用或者不用高脂肪饮食。

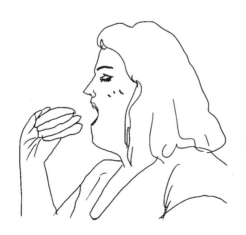

（3）与限制食盐道理相同，风湿性心脏病患者应少吃含钠丰富的食品，如香蕉等，防止引发肺水肿。

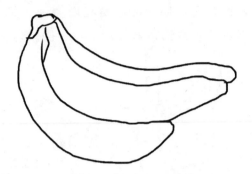

（4）缓进饮料。一次喝大量的水、茶、汤、果汁、汽水或者其他饮料时，会迅速增加血容量，进而增加心脏负担。所以进食饮料不要太多，最好一次不超过500mL。需要多喝水时，分成几次喝，每次少一点，并且相隔时间长一些。

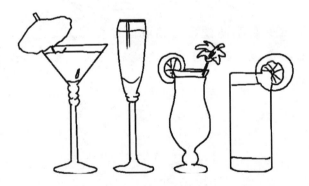

（5）戒刺激性饮食和兴奋性药物，如辣椒、生姜、胡椒、烟、酒以及大量饮浓茶。服咖啡因、苯丙胺等兴奋药对心脏也会带来负担，当风湿性心脏病患者心功能不佳时，应特别注意。

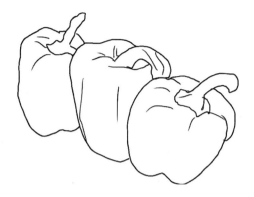

★ 心脏瓣膜病的治疗

◆ 紧急处理

休息和舌下含化硝酸甘油。如果发生了心绞痛的症状，要立即休息，同时要舌下含化一片硝酸甘油。一般经休息或者含化硝酸甘油，通常一两分钟内心绞痛就可缓解。也可含化或服用中药复方丹参滴丸或救心丸。若含化硝酸甘油五分钟仍不缓解，可再含化一片硝酸甘油。若是初次发生了心绞痛，无论药物能否缓解，均需尽快到医院去就医，由于初次发生心绞痛，有发生心肌梗死的危险性。

◆ 轻症患者

症状较轻的患者应在日常生活中尽量避免重体力劳动或者剧烈运动，如果出现心功能不全表现应积极就诊，遵从医嘱对症处理。如同时合并上呼吸道感染、风湿热或者感染性心内膜炎者，需注意同时对症治疗。而由瓣膜疾病所导致的房颤及外周血管栓塞等常见并发症，也应在医师指导下予以对症治疗。

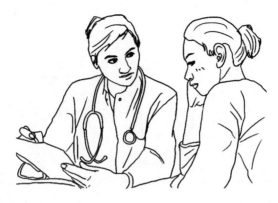

◆重症患者

部分患者病变严重，需要利用介入方式或者外科瓣膜修复／置换手术途经来解决瓣膜问题。

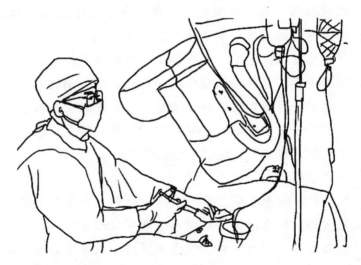

◆无症状患者

对于某些患者虽然存在瓣膜病变，但没有任何临床表现或不适，但这并不意味着我们应放松警惕，无需任何干预甚至忽略诊治。仍建议积极完善相关检查，明确病因和瓣膜病变情况，给予必要对症处理，甚至需要尽早外科手术。即使目前暂时无需干预，也应当在日常生活中保持良好的生活方式，比如保证规律的作息时间，合理膳食，避免熬夜和过度劳累，避免刺激性饮食，避免情绪频繁过度波动。

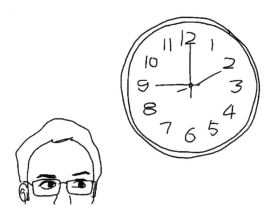

日常保养

◆ 加强体育锻炼，增强机体抗病能力，并要注意休息，不参加重体力劳动。

◆ 积极有效地治疗链球菌感染，比如根治扁桃体炎、龋齿以及副鼻窦炎等慢性病灶。

◆ 给予高热量易消化饮食，如鱼、蛋、肉、奶等，少量多餐，多给蔬菜和水果。

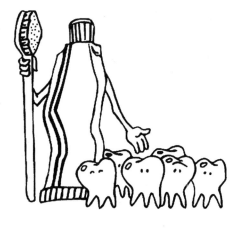

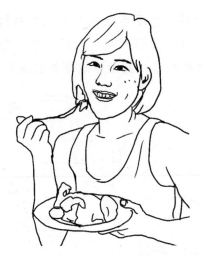

◆心功能不全者给低盐饮食，并且限制水分摄入。相对增加钾、钙的摄入。钾与钙在体内能够对抗钠的不利作用，应该在均衡的基础上多吃蘑菇、紫菜、土豆、海带、大豆以及柑橘等；含钾高的食物和牛奶、芝麻酱、虾皮以及豆制品等含钙高的食物。

◆预防呼吸道感染。病室要阳光充足、空气新鲜、温度适宜，防止由于呼吸道感染引起风湿活动，加重病情。

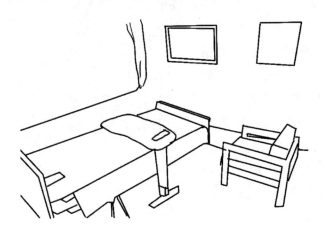

◆相对增加钾、钙的摄入

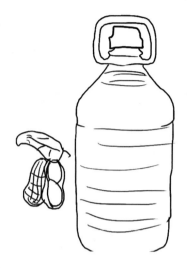

◆清晨饮水

高血压患者应注意清晨起床之后，喝一杯水，这样做有利尿、帮助排便、预防高血压以及动脉硬化的作用。

二十 多发性大动脉炎

多发性大动脉炎指的是主要累及大动脉管壁的慢性非特异性炎症，可造成血管腔狭窄甚至阻塞。本病主要累及主动脉及其主要分支，因此可能使头部、上肢、下肢以及内脏器官的血液供应受到影响，发病原因不明。由于本病可造成上肢或下肢动脉脉搏减弱或消失，所以又被称为"无脉症"。

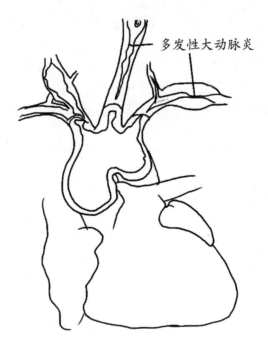

多发性大动脉炎

认识疾病

★ 多发性大动脉炎的发病机制

病变的血管呈灰白色，管壁僵硬钙化、萎缩与周围组织粘连，管腔狭窄或闭塞。病变血管壁破坏广泛而结缔组织修复不足致使动脉扩张，甚至形成动脉瘤。病理学研究提示本病为全层动脉炎，呈节段性分布，早期为动脉周围炎及动脉外膜炎，之后向血管中层和内膜发展。有不同程度的浆细胞及淋巴细胞浸润，弹性纤维断裂、肌层破坏、纤维结缔组织增生。

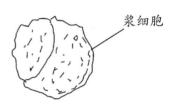

浆细胞

此外，冠状动脉也可受累，典型表现为局限在开口处和其近端的狭窄性病变。左右冠状动脉可同时受累，但很少是弥漫性冠状动脉炎。受累动脉的好发部位依次是：锁骨下动脉 85%，降主动脉 67%，肾动脉 62%，颈动脉 44%，升主动脉 27%，椎动脉 19%，髂动脉 16%，脑动脉 15%，肠系膜动脉 14%，冠状动脉 9%。

 病理分型

根据受累血管的部位不同，大动脉炎可分为以下几种类型：

（1）头臂型，累及主动脉弓和其主要分支。

（2）胸腹主动脉型，主要是累及降主动脉和（或）腹主动脉。

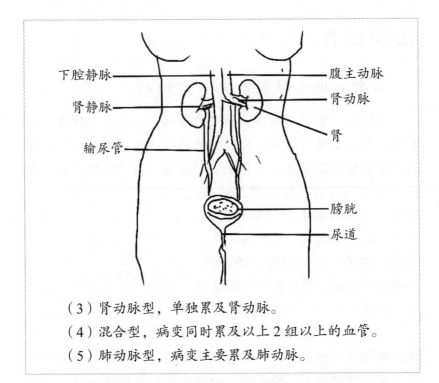

下腔静脉

肾静脉

输尿管

腹主动脉

肾动脉

肾

膀胱

尿道

（3）肾动脉型，单独累及肾动脉。

（4）混合型，病变同时累及以上2组以上的血管。

（5）肺动脉型，病变主要累及肺动脉。

大动脉炎的主要生理变化是：病变远侧缺血和病变近侧高血压，动脉部分阻塞或者完全闭塞，即阻碍其远侧部位血流的供应而产生缺血症状，根据阻塞部位及程度而有不同的影响。

★多发性大动脉炎的病因

动脉栓塞主要由血栓所造成，此外，脂肪、空气、癌栓以及导管折断等异物也能成为栓子。

栓子的主要来源如下：

◆心源性，比如风湿性心脏病、冠状动脉硬化性心脏病及细菌性心内膜炎时，心室壁的血栓脱落；人工心脏瓣膜上的血栓脱落等。

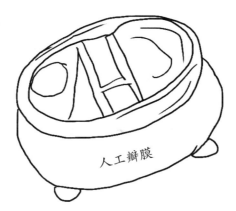

人工瓣膜

◆血管源性，比如动脉瘤或者人工血管腔内的血栓脱落；动脉粥样斑块脱落。

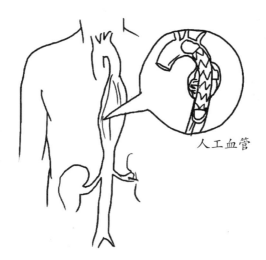

人工血管

◆医源性，动脉穿刺插管导管折断成异物，或者内膜撕裂继发血栓形成并脱落等。其中以心源性为最常见。栓子可随直流冲入脑部、内脏以及肢体动脉。一般停留在动脉分叉处。在周围动脉栓塞中，下肢较上肢多见，依次是股总动脉、髂总动脉、腘动脉以及腹主动分叉部位。

★ 多发性大动脉炎的症状

◆ 疼痛

疼痛常常是最早出现的症状，由栓塞部位动脉痉挛和近端动脉内压突然升高引起疼痛。起于阻塞平面处，以后延及远侧，并且演变为持续性。轻微的体位改变或者被动活动均可致剧烈疼痛，所以患肢常处于轻度屈曲的强迫体位。

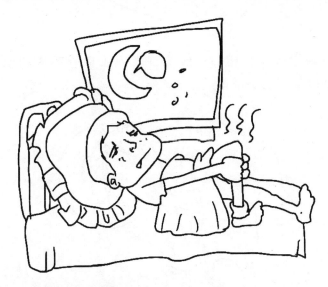

◆ 皮肤色泽和温度改变

因为动脉供血障碍，皮下静脉丛血液排空，所以皮肤呈苍白色。若皮下静脉丛的某些部分积聚少量血液，则有散在的小岛状紫斑。栓塞远侧肢体固供血不足，皮肤温度降低并且有冰冷感觉。用手指自趾（指）端向近侧顺序检查，常可扪到骤然改变的变温带，其平面通常要比栓塞平面约低一手宽的距离。对栓塞部位的定位有一定临床意义。

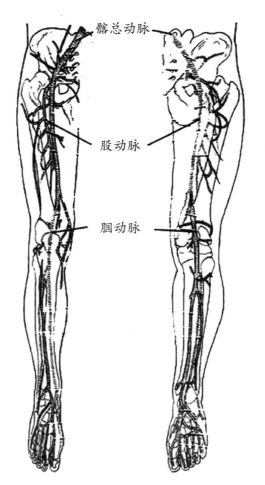

髂总动脉

股动脉

腘动脉

◆动脉搏动减弱或消失

由于栓塞及动脉痉挛，造成栓塞平面远侧的动脉搏动明显减弱，以至消失；栓塞的近侧动脉搏动反而加强。

◆感觉和运动障碍

由于周围神经缺血，导致栓塞平面远侧肢体皮肤感觉异常、麻木甚至丧失。然后可以出现深感觉丧失，运动功能障碍以及不同程度的足或者腕下垂。

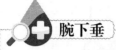 **腕下垂**

　　病人在前臂伸直时，可见腕、手指及大拇指不能够主动伸直和外展；或者嘱病人两手伸直，手掌合拢，然后令其两腕相贴分开两手，可见一侧手指不能够向外离开，而沿着对侧手掌向下"滑落"，即为腕下垂。在病人握拳时可见腕下垂更为明显。

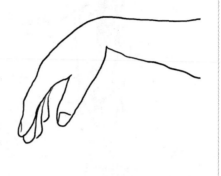

◆**动脉栓塞的全身影响**

　　栓塞动脉的管腔愈大，全身反应也愈重。伴有心脏病的病人，若心脏功能不能代偿动脉栓塞后血流动力学的变化，则可出现血压下降、休克以及左心衰竭，甚至造成死亡。栓塞发生后，受累肢体可发生组织缺血坏死，造成严重的代谢障碍，表现为高钾血症、肌红蛋白尿以及代谢性酸中毒，最终导致肾

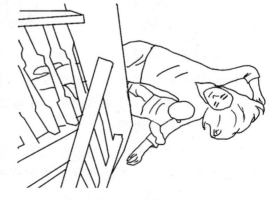

功能衰竭。

预防治疗

★ 多发性大动脉炎的预防

◆避免外邪侵袭，预防感冒。

◆保持情志舒畅，劳逸适度。

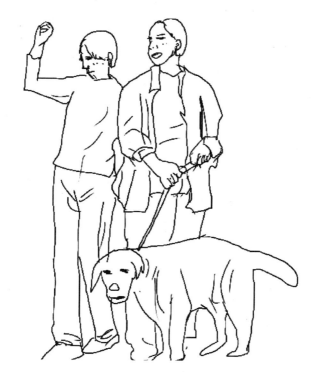

◆本病患者应注意保护患肢，避免外伤、烫伤等。

预防血栓的形成：多发性大动脉炎为一种侵袭全身大动脉的疾病，且多见于青年女性，严重者常可致残甚至死亡，所以必须早期明确诊断及早期治疗。

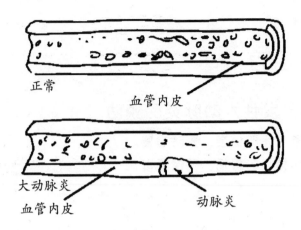

正常

血管内皮

大动脉炎

血管内皮

动脉炎

★ 多发性大动脉炎的治疗

因为病程进展快，后果严重，所以诊断明确后，必须采取积极的有效治疗措施。

◆非手术治疗

由于动脉栓塞的病人常伴有严重的心血管疾患，所以即使要施行急症取栓术的病人，亦应重视手术前后非手术治疗处理，以利于改善全身情况，减少手术危险性，提高手术疗效。

动脉栓塞的非手术疗法适用于：

（1）小动脉栓塞，比如下肢胫腓干远端动脉栓塞；上肢肱动脉远端的动脉栓塞。

（2）全身情况严重，不能耐受手术者。

（3）肢体己出现明显的坏死征象，手术已经不能挽救肢体。

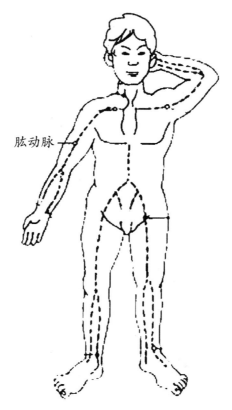

肱动脉

常用药物有：纤溶、抗凝及扩血管药物。目前仍以尿激酶最为常用。可通过静脉内注射、栓塞动脉近端穿刺注射以及经动脉内导管通过输液泵持续给药等三种方法。如能在发病后3天内开始治疗，可望取得良好效果。抗凝治疗可以避免继发血栓蔓延，初以全身肝素化3~5天，然后用香豆素类衍化物维持3~6个月。使用纤溶或者抗凝药物治疗期间，必需严密观察病人的凝血功能，及时调整用药剂量或者中止治疗，避免重要脏器出血性并发症的发生。

◆手术疗法

手术方法主要为取栓术。凡是动脉栓塞的病人，除非肢体已发生坏疽，或者有良好的侧支建立可以维持肢体的存活，若病人全身情况允许，应及时做手术取栓。

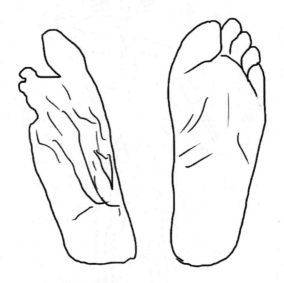

取栓术有两种主要方法：

（1）切开动脉直接取栓。

（2）通过 Fogarty 球囊导管取栓。导管取栓不仅简化操作，缩短手术时间，而且创伤小，只要备有球囊导管都应采用该法取栓。

日常保养

◆多发性大动脉炎病人的护理

在有一些并发症状出现时，例如头晕、头痛、发热以及无力等应该卧床休息，离床活动应有专人看护，以避免发生意外。

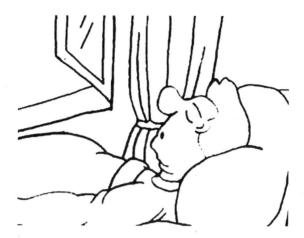

◆应多食蔬菜、水果，在坏死期间患者应给予高营养及丰富的蛋白质与维生素。尽量减少脂肪的摄入，少量动物性脂肪，少量饮酒，严格戒烟，禁食生冷、辛辣等刺激食物。

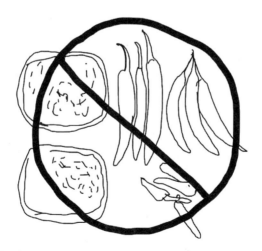

◆稳定情绪，保持良好的精神状态，树立战胜疾病的信心，积极配合治疗，使药物长期发挥最大的效能。

◆要经常自我检测脉搏、血压，观察治疗效果。若有异常及时与医生取得联系，以便尽快得到治疗，及早康复，避免发生脑梗死、脑出血等合并症。

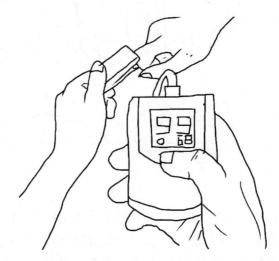

◆出院以后要定期复查，在医生的指导下用药，坚持合理的治疗。

◆对于大动脉炎的患者，一些日常生活的保健可促进疾病的痊愈，千万不可忽视生活保健的作用。

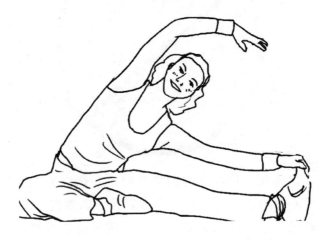